Suzanne Tanya Nethan

Equívocos e ideias erradas em medicina oral: Uma Retrospeção

Suzanne Tanya Nethan

Equívocos e ideias erradas em medicina oral: Uma Retrospeção

ScienciaScripts

Imprint
Any brand names and product names mentioned in this book are subject to trademark, brand or patent protection and are trademarks or registered trademarks of their respective holders. The use of brand names, product names, common names, trade names, product descriptions etc. even without a particular marking in this work is in no way to be construed to mean that such names may be regarded as unrestricted in respect of trademark and brand protection legislation and could thus be used by anyone.

Cover image: www.ingimage.com

This book is a translation from the original published under ISBN 978-3-659-86263-2.

Publisher:
Sciencia Scripts
is a trademark of
Dodo Books Indian Ocean Ltd. and OmniScriptum S.R.L publishing group

120 High Road, East Finchley, London, N2 9ED, United Kingdom
Str. Armeneasca 28/1, office 1, Chisinau MD-2012, Republic of Moldova, Europe
Managing Directors: Ieva Konstantinova, Victoria Ursu
info@omniscriptum.com

Printed at: see last page
ISBN: 978-620-8-36796-1

Dedicado a

Os meus queridos pais, irmã e amigos

&

Professores respeitados

ÍNDICE

RECONHECIMENTO

"Posso todas as coisas em Cristo que me fortalece. " - Filipenses 4:13

Antes de mais, gostaria de começar por reconhecer a maior força orientadora da minha vida: Deus Todo-Poderoso. Sei que estou aqui e que fui capaz de escrever isto por uma razão. Farei o meu melhor para nunca esquecer a grande sorte que tive em estar aqui, e que isso vem com uma lição e uma responsabilidade.

Aproveito também esta oportunidade para manifestar a minha mais sincera gratidão ao meu orientador e antigo diretor do departamento, Dr. M Srinivasa Raju, pela sua avaliação meticulosa, excelentes sugestões e cooperação altruísta e paciência ao longo de todo este trabalho. Gostaria também de agradecer aos restantes membros do corpo docente do departamento pelas suas incessantes palavras de encorajamento e disponibilidade para ajudar.

Por último, mas não menos importante, um agradecimento infinito aos meus pais pelo seu enorme apoio, paciência, amor e compreensão.

INTRODUÇÃO

A nomeação de doenças, utilizando terminologias facilmente compreensíveis por outros profissionais médicos a nível mundial, é essencial para uma melhor compreensão de qualquer patologia e também para fins de referência.

Geralmente, as doenças são nomeadas e classificadas de acordo com a sua etiologia (ex. Candidíase, Estomatite Nicotínica), caraterísticas (ex. Língua pilosa), estruturas anatómicas afectadas (ex. Pulpite, Gengivite), patogénese (ex. Osteogénese Imperfeita) ou de acordo com a pessoa ou pessoas que as descreveram (epónimo, ex. Cisto de Gorlin), pessoa que sofreu a doença ou um grupo afetado por ela (ex. Doença de Natal). Osteogénese Imperfeita) ou em homenagem à pessoa ou pessoas que as descreveram (epónimo, ex.: Quisto de Gorlin), pessoa que sofreu da doença ou um grupo afetado por ela (ex.: Doença de Natal) ou em homenagem a um local (ex.: Infeção pelo vírus Coxsackie, tipo Bradywine de Dentinogénese Imperfeita).[1]

Apesar destas abordagens sistemáticas, há certos termos no campo da medicina (incluindo a oral) e da medicina dentária que foram incorretamente nomeados. O termo técnico para isto é "misnomer", que deriva do francês antigo "mes" (= mau, errado, impróprio) e do latim "nominare" (= nomear) (Skeat 1993).[1] Assim, a palavra "misnomer" refere-se a uma utilização errada ou imprecisa de um nome ou termo e "misconception" a um ponto de vista ou opinião que é incorreto, baseado num pensamento ou compreensão defeituosos.

Estes nomes errados em Medicina Oral podem ser devidos a conceitos ou factos errados ou a interpretações etimológicas erradas, provando assim que são cientificamente incorrectos. A maior parte deles já existe há bastante tempo e são popularmente e comummente utilizados, muito antes de se conhecer a verdadeira natureza destas condições ou as suas etimologias.[1]

A utilização continuada destes termos e conceitos erróneos pode dar origem a mais erros e pode também criar uma controvérsia/confusão nas mentes dos leitores, dos autores e de qualquer pessoa que se refira a eles.

Por conseguinte, a identificação, correção, eliminação e substituição dos mesmos é essencial. Por exemplo: o termo "granuloma piogénico" é um termo incorreto, uma vez que a doença não está associada a pus nem representa histologicamente um granuloma.[2] O termo sugerido é "hemangioma capilar lobular"; o termo "anodontia" é um termo incorreto e um equívoco, uma vez que anodontia significa literalmente "falta congénita de dentes", mas a maioria dos dentes "permanentes" em falta não estão presentes à nascença. O termo sugerido é "agenesia dentária".[3]

CAPÍTULO 1

CONCEITOS ERRADOS E EQUÍVOCOS

ANOMALIAS DE DESENVOLVIMENTO DAS ESTRUTURAS OROFACIAIS

ANOMALIAS DE DESENVOLVIMENTO DOS MAXILARES :

o **AGNATISMO -**

- Nome incorreto.
- Motivo: Mais frequentemente, falta apenas uma parte de um maxilar. Por exemplo, um processo maxilar ou pré-maxila, ausência parcial da mandíbula (ou seja, um lado, côndilo ou ramo).[97]

o **MICROGNATIA -**

- Nome incorreto.
- Motivo: Literalmente significa "maxilar pequeno", o que é de facto uma ilusão, porque na realidade existe um posicionamento anormal ou uma relação anormal de um maxilar com o outro ou com o crânio.[97]

o **HEMIHIPERTROFIA FACIAL -**

- Nome errado
- Razão: Na verdade, refere-se à "hiperplasia" dos tecidos e não à hipertrofia.[97]

❖ ANOMALIAS DE DESENVOLVIMENTO DOS LÁBIOS :

QUEILITE GLANDULAR -

- Equívoco e erro de conceção.
- Razão: Em 1984, Swerlick & Cooper revelaram que, ao nível microscópico, é possível observar um conjunto diversificado de possíveis alterações sem caraterísticas patognómicas consistentes. Além disso, as glândulas salivares labiais menores parecem normais e não "hiperplásicas".[97]
- Termo sugerido : Queilite

❖ANOMALIAS DE DESENVOLVIMENTO DA MUCOSA ORAL:

DOENÇA DE FORDYCE -

- Equívoco e erro de conceção.
- Justificação: Não se trata de uma doença patológica, mas de uma anomalia de desenvolvimento caracterizada por uma coleção heterotrópica de glândulas sebáceas em vários locais da cavidade oral.[97] A elevada incidência destas glândulas sebáceas na cavidade oral foi demonstrada por Knapp.
- Termo sugerido : "sebaceous nevi" (nevos sebáceos)[97]

❖ANOMALIAS DE DESENVOLVIMENTO DA LÍNGUA :

o AGLOSSIA-

- Nome incorreto.
- Justificação: Refere-se à ausência de língua quando, na realidade, se trata de microglossia com glossoptose extrema; assim, caracteriza-se pela presença de uma pequena língua rudimentar.[97]

o ANQUILOGLOSSIA-

- Nome incorreto.
- Razão: O termo "anquiloglossia" vem das palavras gregas *"agkilos"* para torto ou laço e *"glossa"* para língua.[98,99] Esta condição é caracterizada pela fusão total ou parcial da superfície ventral da língua com o pavimento da boca devido a um frénulo lingual curto[97] e não à torção ou flexão da língua.

- Termo sugerido: "glossopagus" (grego, pagos= fixo / preso junto) ou "confixus linguae" (latim, confixus = fixo + linguae = língua)[1]

❖ANOMALIAS DO DESENVOLVIMENTO DAS GLÂNDULAS SALIVARES :

QUISTO DE STAFNE / QUISTO ÓSSEO ESTÁTICO / QUISTO ÓSSEO LATENTE-

- Equívoco e erro de conceção.

• Motivo: Ausência de revestimento epitelial ou de conteúdo fluido/semissólido/gasoso.[97]

❖ANOMALIAS DE DESENVOLVIMENTO NO TAMANHO DOS DENTES:

As anomalias de desenvolvimento do tamanho dos dentes são normalmente classificadas como - Microdontia (verdadeira e relativa generalizada e microdontia de um único dente) e Macrodontia (verdadeira e relativa generalizada) [97]

o **Classificação sugerida** :

(a) . Microdontia

(b) . Macrodontia :

* verdadeiro generalizado

* relativo generalizado

* *de um único dente (geminação, fusão)*

Motivo: A geminação (que leva a uma formação incompleta e, por conseguinte, ao aparecimento de um aumento do tamanho do dente) e a fusão (que resulta num aumento definitivo do tamanho da entidade resultante única) resultam num aumento global da dimensão do dente/entidade resultante.

o **PEG LATERALS :**

• A "Peg Lateral" é uma microdontia de um único dente, caracterizada por lados que convergem ou se afunilam incisalmente, formando uma coroa em forma de pino ou de cone.

• Assim, a alteração da forma pode ser classificada como uma anomalia de desenvolvimento da forma dos dentes.

ANOMALIAS DE DESENVOLVIMENTO DA FORMA DOS DENTES:

o **Sugestões de aditamentos a fazer à classificação habitual :**

> Pegadas laterais

> Dentes de chave de fendas de Hutchinson (na sífilis congénita)

> Molares de amora (na sífilis congénita)

> Dentes em forma de tulipa (na dentinogénese imperfeita)

o **Dilaceração :**

- Nome incorreto.
- Justificação: o termo "dilaceração" deriva do latim, dilacero = rasgar, portanto, dilaceração = rasgar e, assim, dilacerações do dente = dente rasgado, o que é inadequado.
- Termo sugerido: "flexão"= dente com uma raiz em gancho ou dobrada [61]

o **Cúspide da garra :**

- Uma estrutura anormal que se assemelha a uma garra de águia, projecta-se lingualmente a partir do cíngulo do incisivo permanente superior e inferior.[97]
- Pode ser chamado de tipo de "dens evaginatus dos dentes anteriores".

o **Dens in Dente :**

- Equívoco e erro de conceção.
- Motivo: Literalmente significa "dente dentro de um dente" com base na aparência radiográfica, o que não é o caso na realidade, mas é apenas um aprofundamento ou invaginação do órgão do esmalte na papila dentária antes da calcificação dos tecidos dentários (Hu'lsmann 1997).[62]

❖ ANOMALIAS DE DESENVOLVIMENTO DO N.º. DE DENTES :

Normalmente, as anomalias de desenvolvimento do número de dentes são classificadas como Anodontia (verdadeira e falsa) e dentes supranumerários (cónicos, tuberculados, suplementares, variedades de odontoma) [97]

o **Sugestões de aditamentos a fazer à classificação acima**

> Anodontia:

✓ Verdadeiro -

▪ *Parcial (devido à fusão)*

> Dentes supranumerários resultantes de :

✓ *Geminação*

✓ *Dentição pós-permanente*

> Anomalias de desenvolvimento do número de raízes :

✓ Raízes supranumerárias

✓ Redução do número de raízes (concrescência)

o **ANODONTIA -**

• Equívoco e erro de conceção.

• Razão: significa literalmente "dentes perdidos congénitos", mas na maioria das vezes os dentes "permanentes" perdidos não estão presentes à nascença.

• Termo sugerido: "agenesia dentária" [3]

o **ODONTOMA -**

• Nome incorreto.

• Justificação: O termo "odontoma" refere-se a qualquer tumor de origem odontogénica. Mas, neste caso, trata-se de uma malformação hamartomatosa e não de uma neoplasia, composta por mais do que um tipo de tecido.[97]

o **DENTIÇÃO PRÉ-DECÍDUA-**

• Equívoco e erro de conceção.

• Motivo: Não se trata de dentes, mas de estruturas epiteliais córneas sem raízes que ocorrem na crista gengival sobre a crista da crista. Sponge & Feasby afirmaram que considerá-los como uma entidade separada é uma interpretação errónea, uma vez que representam apenas o quisto da lâmina dentária do recém-nascido.[9]

ANOMALIAS DE DESENVOLVIMENTO DA ESTRUTURA DOS DENTES:

DENTES SEM RAIZ (NA DISPLASIA DENTÁRIA)-

- Nome errado
- Motivo: As raízes não estão ausentes, mas são anormalmente curtas.[97]

❖ANOMALIAS DE DESENVOLVIMENTO DA ERUPÇÃO DOS DENTES:

o **Classificação sugerida:**

> Erupção prematura (incluindo dentição pré-decídua, dentes de leite e erupção prematura de dentes permanentes)

> Sequestro de erupção

> Erupção tardia e dentição pós-permanente

> Dentes incorporados e afectados

> Dentes submersos

o **Cárie de dente impactado :**

■ Equívoco.

■ Razão: Os dentes impactados que permanecem in situ podem sofrer reabsorção, que normalmente começa na coroa e resulta na destruição do esmalte, da dentina e do cemento, com subsequente substituição por osso. Radiograficamente, este fenómeno assemelha-se a uma lesão cariosa da coroa e, por isso, tem sido designado por "cárie do dente impactado", mas a cárie é impossível num dente completamente impactado.[97]

❖CISTOS FISSURAIS/DE DESENVOLVIMENTO DA REGIÃO ORAL:

(Estes referem-se a quistos fissurais ou de inclusão dos ossos do maxilar ao longo das linhas de fusão de vários ossos ou processos embrionários).

o **Cisto do ducto nasopalatino-**

- Nome incorreto.
- Justificação: Trata-se de uma variante extra-óssea denominada "quisto da papila incisiva" que se desenvolve no interior dos tecidos moles da papila incisiva e se apresenta como uma tumefação translúcida ou de cor azulada em forma de cúpula. Por conseguinte, não se trata de um quisto fissural no seu verdadeiro sentido.[97]

o **Cisto globulomaxilar (CG) -**

- Equívoco

- Motivo :

o Origem discutível: Cristo sugeriu que fosse de origem odontogénica porque, embriologicamente, os processos faciais em si não existem e, assim, o ectoderma não fica preso nas fissuras faciais do complexo nasomaxilar. Outros pontos de apoio:

■ Aspeto clínico e radiográfico compatível com lat. Periodontal, lateral Dentígero e cisto primordial.

■ Caraterísticas histológicas do Queratocisto Odontogénico e ninhos de epitélio odontogénico na parede do CG.

■ Foi registado um caso de formação de ameloblastoma no CG.[97]

o Localização discutível: Diz-se que se encontra no interior do osso, na junção da porção globular do processo nasal medial e do processo maxilar, a fissura globulomaxilar, geralmente entre o incisivo lateral superior e o canino. No entanto, há relatos de que ela se forma na sutura incisiva (entre a pré-maxila e a maxila), de modo que sua localização é diferente da fissura palatina. Assim, o "cisto pré-maxilar-maxilar" sugerido por Ferenczy.[97]

o **Cisto mandibular mediano**

- Equívoco

- Motivo: Origem discutível, ou seja, pode ser "odontogénica", proveniente de um órgão de esmalte supranumerário no segmento mandibular anterior, uma vez que os ossos que se unem na sínfise mandibular têm origem no mesênquima e, por conseguinte, proporcionam poucas oportunidades para a inclusão e subsequente proliferação de restos epiteliais no interior do osso.[97]

o **Cisto nasoalveolar-**

- Equívoco

- Motivo: Não se encontra no interior do osso, mas pode envolvê-lo secundariamente.

Além disso, pode não ser visto radiograficamente.[97]

o **Cisto sebáceo**

- Nome incorreto.

- Justificação: Com base na análise do padrão lipídico, que é semelhante ao da epiderme.

Por conseguinte, podem ser utilizados os termos quisto epidérmico/quisto epidermoide/quisto de inclusão epidérmica [97,100]

o Por conseguinte, os quistos acima mencionados devem ser excluídos da categoria de "quistos fissurais" e classificados separadamente em "quistos de tecidos moles de origem do desenvolvimento".

CAPÍTULO 2

LESÕES ULCERATIVAS E VESICULOBOLHOSAS DA CAVIDADE ORAL

> **HERPANGINA -**

- Nome incorreto.

- Motivo: O "herp" no termo "herpangina" pode causar confusão quanto ao facto de ser causada pelo vírus do herpes, quando na realidade é causada pelo vírus coxsackie[101,97]

> **FARINGITE LINFONODULAR AGUDA -**

• Equívoco.

• Motivo: Esta doença manifesta-se por pequenos nódulos difusos na orofaringe e não por úlceras ou vesículas. (Assim, não deve ser classificada nas lesões ulcerativas e vesiculobolhosas). [101,97]

> **VARICELA -**

• Nome incorreto.

• Motivo: A doença não tem nada a ver com as galinhas. A varíola vem do termo francês "chiche pois" - que significa "grão-de-bico". Pensava-se que as lesões na pele eram do tamanho de grão-de-bico, daí o nome.[102]

> **HISTOPLASMOSE-**

• Erro de designação: H "capsulatum" (organismo causador)

• Motivo: Não se formam cápsulas. A razão é que os halos observados à volta das leveduras nas secções de tecido são causados por um artefacto de encolhimento dos métodos histológicos de rotina.[103]

> **BLASTOMICOSE -**

• Equívocos: Blastomicose "norte-americana e sul-americana

• Razão: A blastomicose também é observada em partes do México, África e Ásia.[29]

> **MUCORMICOSE-**

• Nome incorreto.

• Justificação: Mucormicose , aplicada ao grupo de doenças causadas por fungos das ordens Mucorales e Entomophthorales, reflectia a predominância dos Mucorales na causa da doença nos seres humanos e ignorava o papel dos Entomophthorales (espécies *Conidiobolus* e *Basidiobolus*).

• Termo sugerido: Zigomicose, reflectindo todos os processos de doença causados pelos membros da classe Zygomycetes (tanto Mucorales como Entomophthorales).[104]

> ÚLCERAS HERPETIFORMES RECORRENTES:

• Nome incorreto.

• Justificação: Estas lesões não são causadas pelo HSV, mas são clinicamente semelhantes às lesões da infeção por HSV.[105]

CAPÍTULO 3

LESÕES VERMELHAS E BRANCAS DA CAVIDADE ORAL

> LESÕES PRÉ-MALIGNAS-

• Equívoco.

• Justificação: Nem todas as lesões vermelhas e brancas têm um potencial maligno, mas foram classificadas geralmente como lesões pré-malignas em vários manuais. No entanto, é necessário ter em conta o risco histopatológico, ou seja, as alterações displásicas associadas.[106]

> ESTOMATITE NICOTÍNICA-

• Nome incorreto.

• Motivo: Porque não é a nicotina que provoca as alterações; as alterações são causadas pelo calor intenso gerado pelo fumo. Também foram registadas lesões semelhantes em pessoas que consomem bebidas quentes.[44]

> LEUKOPLAKIA-

(a) .

• Conceito errado: "uma mancha ou placa branca que não pode ser caracterizada, clínica ou patologicamente, como qualquer outra doença". OMS, 1978

• Motivo: Esta definição é vaga. Se um doente tiver uma mancha branca ou placa bacteriana na boca, isso é claramente anormal. Qualquer anomalia terá alguma base clínica ou patológica. No entanto, a definição da OMS afirma que a leucoplasia é uma mancha sem base clínica ou patológica. Isto levanta a questão: "O que é esta mancha branca?" [49]

(b) .

• Conceito errado: "A leucoplasia é uma mancha ou placa esbranquiçada que não pode ser caracterizada, clínica ou patologicamente, como qualquer outra doença e não está associada a qualquer agente causador físico ou clínico, exceto o uso do tabaco". Os autores sugerem que sejam utilizados os termos leucoplasia idiopática e leucoplasia associada ao tabaco.

• Justificação: Esta definição reserva o termo leucoplasia apenas para as lesões brancas associadas ao consumo de tabaco. Além disso, na terminologia sugerida, não existe qualquer justificação para distinguir as leucoplasias associadas ao tabaco das leucoplasias não associadas ao tabaco ou idiopáticas.[49]

(c) .

• Equívoco: A leucoplasia também tem sido descrita como uma reação protetora contra um irritante crónico (por exemplo, traumatismo oclusal, arestas afiadas de próteses ou dentes) que produz uma camada densa de queratina, que isola os componentes epiteliais mais profundos dos efeitos deletérios do irritante.

• Razão:. Estas afirmações são confusas, uma vez que esta mancha tem uma causa clínica conhecida.

• Termo sugerido : queratose por fricção [49]

(d) .

• Designação incorrecta : leucoplasia induzida por sanguinaria

• Justificação: Quando a causa da lesão oral é conhecida (neste exemplo, um constituinte químico de alguns dentífricos), como é que o termo leucoplasia pode ser utilizado para a descrever?

• Termo sugerido: reação liquenoide induzida por sanguinaria ou queratose induzida por sanguinaria [49]

(e) .

• Designação incorrecta: leucoplasia sifilítica, leucoplasia por cândida

• Motivo: Trata-se de lesões definíveis. Além disso, não são de natureza pré-maligna.

• Termo sugerido: "lesão de Greenspan" (para leucoplasia pilosa)[49]

(f).

• Nome incorreto: Síndroma de Zinsser-Cole-Engman associado a leucoplasia da língua.

• Motivo: A mancha branca associada à disqueratose congénita é uma doença ligada ao X e faz parte de uma síndrome que, por conseguinte, tem uma causa conhecida. Por conseguinte, é inadequado defini-lo como leucoplasia.

• Termo sugerido: lesões semelhantes a leucoplasia associadas a disqueratose congénita.[49]

> LÚPUS ERITEMATOSO SISTÉMICO-

(a) .

• Designação incorrecta : Lúpus eritematoso neonatal

• Justificação: O lúpus eritematoso neonatal (LNE) é um termo impróprio, uma vez que estes recém-nascidos não têm lúpus eritematoso sistémico, mas sim uma constelação de perturbações clínicas associadas a, e provavelmente em parte causadas por, auto-anticorpos que são adquiridos passivamente pelo feto por via transplacentária.[107]

(b) .

• Designação incorrecta : anticoagulante lúpico

• Motivo: Não só são cada vez mais os doentes sem lúpus eritematoso sistémico que têm anticoagulante lúpico, como também é evidente que, embora interfira com o processo de coagulação in vitro, a maioria dos doentes com este inibidor não tem tendência para sangrar in vivo.[25]

(c) .

• Designação incorrecta : Lupus Eritematoso celular

• Razão: Também ocorre com outras doenças.[108]

(e).

• Equívoco & Erro de Conceito : Lúpus Eritematoso Tumoral

• Motivo: Callen defende que o TLE não deve ser incluído no espetro do LE porque "as lesões cutâneas nestes doentes não provocam cicatrizes ou atrofia" e "não são caracterizadas por uma dermatite de interface". Além disso, afirma que "[o TLE] não pertence às lesões cutâneas observadas no LES [LE sistémico].[85]

CAPÍTULO 4

LESÕES PIGMENTADAS DA CAVIDADE ORAL

> NEVO MELANOCÍTICO-

- Nome incorreto.

- Justificação: Em sentido estrito, o termo *nevo* designa qualquer lesão cutânea congénita (por exemplo, uma marca de nascença). *O nevo melanocítico* refere-se especificamente a qualquer neoplasia dos melanócitos e, por conseguinte, é um termo um pouco errado, uma vez que a maioria dos nevos melanocíticos são adquiridos.[109]

> NEVUS DEPIGMENTOSUS-

- Nome incorreto.

- Motivo: As lesões são hipopigmentadas e não desprovidas de pigmento, como o nome indica.[68]

CAPÍTULO 5

TUMORES BENIGNOS E MALIGNOS DA CAVIDADE ORAL

> CISTO ÓSSEO ANEURISMÁTICO -

- Nome incorreto.
- Motivo: Não é uma verdadeira lesão quística e não tem um revestimento epitelial.[101]

> ADENOMA SEBÁCEO -

- Nome incorreto.
- Motivo: No exame histológico, apesar do termo, não se observam componentes sebáceos. Os tumores são compostos maioritariamente por tecido fibroso, com um componente angioide.[110]

> FIBROXANTOMA ATÍPICO -

- Equívoco: Pseudomalignidade.
- Motivo: Fatal, apesar da sua evolução clínica benigna. Histologicamente, observa-se um aspeto maligno.[111]

> HEMANGIOMA -

- Conceito errado: São considerados como verdadeiras neoplasias por alguns e como hamartomas por outros.
- Motivo: A sua origem é incerta. Na realidade, são malformações venosas não neoplásicas com endotélio quiescente.[113]

> CONDROBLASTOMA-

- Erro de designação: A parte "chondro" é um termo errado
- Motivo: Presença de colagénio tipo I contendo matriz osteoide e ausência de produção de matriz de cartilagem verdadeira.[114]

> CONDROSSARCOMA MIXÓIDE EXTRA-ESQUELÉTICO (EMC) -

- Nome incorreto.
- Motivo: A expressão de colagénio II e aggrecan, dois marcadores de diferenciação

cartilaginosa, estava ausente em 86% das CEM, enquanto a expressão de S100 era muito focal ou ausente.[70] Assim, não é adequado para os casos em que a cartilagem está ausente.

- Termo sugerido : Osteossarcoma

> FIBROMA -

- Equívoco.
- Motivo: A terminologia implica uma neoplasia benigna, mas a maioria dos fibromas representa uma hiperplasia fibrosa focal reactiva devida a traumatismo ou irritação local.[82]
- Termo sugerido: Para o resto das lesões "hiperplasia fibrosa focal".

> MIOBLASTOMA DE CÉLULAS GRANULARES -

- Equívoco: neoplasia de origem muscular estriada.
- Razões: A origem neuroectodérmica é agora geralmente aceite devido à reatividade do TCG para marcadores neurais. Investigações recentes demonstraram que o tumor pode ser considerado como a expressão de alterações metabólicas ou reactivas locais, e não como uma verdadeira neoplasia; isto é demonstrado pela grande variedade de caraterísticas e padrões arquitectónicos, bem como pelo comportamento geralmente benigno do TCG.[10]
- Termo sugerido : Schwannoma de células granulares , Neurofibroma de células granulares

> TELANGIACTASIA HEMORRÁGICA HEREDITÁRIA -

- Nome incorreto.
- Motivo: A causa real da hemorragia é um defeito intrínseco primário das células endoteliais que permite o seu descolamento ou um defeito no leito de tecido de suporte perivascular que enfraquece os vasos (em vez de uma falta de fibras elásticas). Por conseguinte, todas as telangiectasias não podem ser agrupadas em Telangiectasias Hemorrágicas Hereditárias, uma vez que também podem ser adquiridas.

• Termo sugerido: Assim, até que a patogénese da lesão vascular tenha sido determinada, o epónimo, doença de Osler-Weber-Rendu, parece mais apropriado.[11]

> MIOFIBROMATOSE INFANTIL -

• Nome incorreto.

• Motivo: A forma mais comum desta doença é solitária e não multicêntrica, como o nome indica.[68]

> SARCOMA DE KAPOSI -

• Equívoco

• O nome implica uma semelhança desta entidade com os tumores mesenquimatosos tradicionais, mas, de facto, existem diferenças entre o SK e os cancros clássicos:

o Ao contrário da maioria dos cancros, que são histologicamente crescimentos clonais monótonos de um único tipo de célula, as lesões do SK apresentam uma diversidade notável de tipos de células.

o As células fusiformes ou as células "malignas" do SK têm propriedades diferentes das células malignamente transformadas

■ Normalmente, não apresentam clonalidade, o que contrasta fortemente com os cancros clássicos, que são geralmente muito aneuplóides.

■ Quando colocadas em cultura, a maioria das células fusiformes não apresenta um outro fenótipo maligno: dependência reduzida de factores de crescimento extracelulares. Além disso, não crescem em ágar mole e não produzem tumores em ratinhos nus.

o Ao contrário do cancro tradicional, que é predominantemente um estado proliferativo conduzido por células tumorais que alcançaram uma autonomia substancial e só mais tarde desencadeiam respostas inflamatórias e angiogénicas, o SK é uma doença em que os três processos (proliferação, inflamação e angiogénese) participam simultaneamente desde o seu início.[81]

> MIOMAS / FIBROMIOMA (LEIOMIOMA) -

• Nome incorreto.

• Motivo: Referem-se a neoplasias benignas de origem celular muscular. Assim, os termos "miomas" e "fibromioma" são erros semânticos se nos estivermos a referir à célula de origem.[115]

> **LEIOMIOSSARCOMA -**

• Nome incorreto.

• Motivo: Surgem de forma totalmente independente dos leiomiomas benignos.[116]

> **LYMPHANGIOMA-**

• Nome incorreto.

• Motivo: Lesão não neoplásica dos linfáticos com endotélio quiescente.

• Termo sugerido : Malformação linfática.[117]

> **HIGROMA CÍSTICO -**

• Equívoco: higroma

• Motivo: Lesão não neoplásica com endotélio quiescente.

• Termo sugerido: Malformação linfática cística.[117]

> **LINFANGIOSSARCOMA -**

• Nome incorreto.

• Motivo: Parece ter origem em vasos sanguíneos em vez de vasos linfáticos.

• Termo sugerido : Hemangiossarcoma.[118]

> **HISTIOCITOMA FIBROSO MALIGNO -**

• Nome incorreto.

• Motivo: Apesar do nome, raramente são muito fibrosos e não têm nada a ver com histiócitos. Inclui uma variedade de sarcomas pouco diferenciados.[87]

• Termo sugerido : Sarcoma Pleomórfico Indiferenciado.[71]

> **NEUROFIBROMATOSE-**

• Equívoco: O Schwannoma Vestibular (anteriormente designado por neuroma do acústico) foi inicialmente considerado parte da Neurofibromatose de von Recklinghausen Tipo 1.

• Motivo: O Schwannoma e o Meningioma são os principais tipos de tumores na NF2.

• Termos sugeridos: Neurofibromatose "Acústica Bilateral" ou "Central" para NF2.[119]

> NEVUS DE OTA -

• Nome incorreto.

• Motivo: Não são reconhecidas células nevus nas amostras patológicas.[22]

> MESIOTELIOMA FIBROSO BENIGNO

• Nome incorreto.

• Motivo: São fibrosos, geralmente mas nem sempre benignos, mas não têm nada a ver com o mesotélio.

• Termo sugerido: tumores fibrosos solitários.[120]

> ANGIOENDOTELIOMATOSE MALIGNA

• Equívoco e erro de conceção.

• Motivo: Contrariamente à crença inicial, não se trata de tumores de células endoteliais, mas sim de linfomas intravasculares.[120]

> LINFOEPITELIOMA-

• Nome incorreto.

• Justificação: Os componentes epitelial e linfoide foram considerados malignos.

• Termo sugerido : Carcinoma indiferenciado, tipo linfoepitelioma [120]

> HEMANGIOPERICITOMA-

• Equívoco e erro de conceção.

• Motivo: Apesar do termo, são tumores fibrosos solitários ou talvez tumores malignos (ou seja, sarcoma sinovial, condrossarcoma mesenquimal, etc.)[120]

> OSTEOCLASTOMA-

- Nome incorreto.
- Razão: Não surge dos osteoclastos.
- Termo sugerido: Tumor de células gigantes (porque as células gigantes são constituintes constantes do tumor).[121]

> GRANULOMA PIOGÉNICO -

- Nome incorreto.
- Motivo: Esta condição não está associada a pus e não representa um granuloma histologicamente.
- Termo sugerido: hemangioma capilar lobular (com base no quadro histopatológico)[2]

> SARCOMA SINOVIAL

- Nome incorreto.
- Motivo: Não é possível obter provas da relação histogenética ou de diferenciação desta entidade com as células da membrana sinovial. Observa-se uma dupla diferenciação epitelial e mesenquimal neste peculiar tumor de tecidos moles.
- Termo sugerido: Carcinossarcoma primário de Blastoma de tecidos moles.[20]

> MALFORMAÇÕES ARTERIOVENOSAS-
MALFORMAÇÃO ANEURISMÁTICA DA VEIA DE GALENO (VGAM) :-

- Equívoco: É um aneurisma.
- Motivo: Não é um verdadeiro aneurisma, mas uma dilatação grosseira da veia de Galeno que é alimentada diretamente por um grande vaso ou vasos anómalos provenientes das circulações carotídea e basilar.[122]

CAPÍTULO 6

QUISTOS ODONTOGÉNICOS

> FIBROMA AMELOBLÁSTICO DE CÉLULAS GRANULARES -

- Nome incorreto.
- Motivo: Alguns destes casos são provavelmente fibromas odontogénicos centrais que exibem alterações das células granulares devido à sobrecarga lisossomal nestas células.[93]

> AMELOBLASTOMA-

- Nome incorreto.
- Motivo: Apesar do seu nome, não se forma tecido dentário calcificado no interior desta massa tumoral. Willis (1948) garante que o termo "ameloblastoma", assim como o seu antecessor "adamantinoma", são termos errados, pois o tumor não se desenvolve a partir dos ameloblastos, nem forma esmalte.
- Termo sugerido: Carcinomas dos resíduos do germe dentário (devido à malignidade da neoplasia)[26]

> CISTO PERIODONTAL LATERAL

- Nome incorreto.
- Motivo: Não se trata de quistos inflamatórios e não estão associados ao epitélio periodontal ou a canais laterais dentro da estrutura dentária. Estes quistos desenvolvem-se a partir da lâmina dentária pós-funcional, e não se conhece uma boa explicação para a localização que é mostrada. A parede do cisto não apresenta evidência de inflamação e é espessada pela presença de tecido fibroso.[123]

> QUERATOCISTO ODONTOGÉNICO (OKC)-

- Equívoco e erro de conceção : cisto
- Razões : É de facto uma neoplasia com base nas seguintes provas -
  - Comportamento - É localmente destrutivo e altamente recorrente.

o Histopatologia - Estudos como o de Ahlfors e outros mostram que a camada basal se transforma em tecido conjuntivo. Além disso, a OMS observa que as figuras mitóticas são frequentemente encontradas nas camadas suprabasais.

o Genética - O PTCH ("patched"), um gene supressor de tumores, ocorre no cromossoma 9q22.3-q31. Normalmente, o PTCH forma um complexo recetor com o oncogene SMO ("smoothened") para o ligando SHH ("sonic hedgehog"). A ligação do PTCH ao SMO inibe a transdução do sinal de crescimento. A ligação do SHH ao PTCH liberta esta inibição. Se o funcionamento normal da PTCH for perdido, os efeitos estimulantes da proliferação do SMO podem predominar.

o Além disso, é efectuado um tratamento mais agressivo (e não tão sujeito a um quisto simples), ou seja, ressecção ou enucleação complementada com solução de Carnoy com ou sem ostectomia periférica.[69]

• Termo sugerido : Tumor Odontogénico Queratocístico.

> CISTO DENTÍGERO

• Conceitos errados :

o Muitos quistos dentígeros têm revestimentos epiteliais semelhantes aos observados nos OKCs.

o Pode ter uma origem extrafolicular.

• Razão: O queratocisto odontogénico pode ocorrer periapicalmente em dentes permanentes vitais, dando a aparência de um quisto radicular, e pode impedir a erupção de dentes relacionados, dando a aparência radiológica de um quisto dentígero.[124]

CAPÍTULO 7

TUMORES DAS GLÂNDULAS SALIVARES

> TUMOR DE KUTTNER (SIALADENITE ESCLEROSANTE CRÓNICA)-

- Nome incorreto.
- Justificação: Trata-se de uma doença inflamatória que afecta as glândulas salivares e que pode simular uma neoplasia. O termo "tumor de Kutnner" é, portanto, um termo incorreto.[115]

> ONCOCYTOMA-

- Nome incorreto.
- Razão: Trata-se de um tumor benigno.[126]

> ADENOMA PLEOMÓRFICO

- Designação incorrecta: tumores mistos benignos metastáticos

67

- Justificação: Os termos benigno e metastático são paradoxais.

> ADENOCARCINOMA POLIMORFO DE BAIXO GRAU

(a) .

- Equívoco: cancro da glândula salivar menor.
- Justificação: O PLGA também foi descrito em vários locais fora da cavidade oral, incluindo as principais glândulas salivares.[83]

(b) .

- Designação incorrecta: "baixo grau".
- Motivo: Comportamento implacável e agressivo.[83]

> GLÂNDULAS PARATIRÓIDES-

- Equívocos: glândulas superiores e inferiores
- Motivo: as "glândulas superiores" são praticamente sempre posteriores e cefálicas ao nervo laríngeo recorrente e as "glândulas inferiores" são praticamente sempre

anteriores e caudais a este.

- Termo sugerido: Glândulas posteriores (em vez de glândulas superiores) , Glândulas anteriores (em vez de glândulas inferiores)[127]

> **PAROTIDECTOMIA-**

- Equívoco: parotidectomia "total".

- Motivo: Não implica a remoção de todo o tecido da glândula parótida, mas sim da maior quantidade possível de tecido parotídeo medial e lateral ao nervo facial, juntamente com o tumor que o acompanha (parotidectomia superficial).[128]

CAPÍTULO 8

INFECÇÕES BACTERIANAS, VIRAIS E MICÓTICAS

- **DOENÇAS BACTERIANAS:**

> ACTINOMICOSE -

(a) .

- Designação incorrecta : "Actinomyces".

- Justificação: Actinomyces, que significa "fungo de raios", é uma designação incorrecta resultante da natureza filamentosa do organismo.[129]

(b) .

- Equívoco : grânulos de enxofre

- Justificação: Os "grânulos de enxofre" são, na realidade, agregados de microrganismos de cor amarela; não contêm enxofre e são, por isso, uma designação incorrecta.[51]

> BOTRIOMICOSE -

- Equívoco e erro de conceção.

- Justificação: O termo botriomicose foi cunhado por Rivolta, referindo-se ao aspeto de uva dos grânulos (botry) e à presumível etiologia fúngica (micose), quando na realidade se trata de uma doença bacteriana que se diz ser causada por uma variedade de bactérias.[58]

> FEBRE DO COELHO / TULAREMIA -

- Nome incorreto: febre do "coelho

- Motivo: Pode ser contraída de outros animais que não o coelho, como o veado, a mosca, a carraça ou os roedores.[97]

> GRANULOMA PIOGÉNICO -

- Nome incorreto.

- Motivo: A lesão não está relacionada com infeção e, na realidade, surge em resposta a vários estímulos, como irritação local de baixo grau, lesão traumática ou factores hormonais.[79] A lesão não contém pus nem é um granuloma, sendo antes um tipo de hiperplasia inflamatória.[54]

> TUMOR DA GRAVIDEZ -

- Equívoco e erro de conceção.

- Razão: Trata-se de uma hiperplasia inflamatória localizada, não é um tumor e não foi observada [97] nos homens.

> TUBERCULOSE -

- Designação incorrecta: tuberculose "totalmente resistente aos medicamentos" (TDR-TB)

- Justificação: Na realidade, trata-se apenas de uma fase avançada da tuberculose resistente aos medicamentos, ou seja, não é totalmente resistente aos medicamentos.[130]

• DOENÇAS VIRAIS :

> HERPANGINA -

- Nome incorreto.
- Motivo: O "herp" no termo "herpangina" pode causar confusão quanto ao facto de ser causada pelo vírus do herpes, quando na realidade é causada pelo vírus coxsackie.[97,101]

> FARINGITE LINFONODULAR AGUDA -

- Equívoco.
- Motivo: Esta doença manifesta-se por pequenos nódulos difusos na orofaringe e não por úlceras ou vesículas. (Assim, não deve ser classificada nas lesões ulcerativas e vesiculobolhosas). [97,101]

> VARÍOLA DE FRANGO -

- Nome incorreto.

- Motivo: A doença não tem nada a ver com as galinhas. A varíola vem do termo francês médio "chiche pois" - que significa "grão-de-bico". Pensava-se que as lesões na pele eram do tamanho de grão-de-bico. "Chichepois" acabou por se tornar "varicela". [102]

• DOENÇAS MICÓTICAS :

> HISTOPLASMOSE -

• Nome incorreto : *H "capsulatum"*

• Motivo: Não se formam cápsulas. A razão é que os halos observados à volta das leveduras nas secções de tecido são causados por um artefacto de encolhimento dos métodos histológicos de rotina.[103]

> BLASTOMICOSE -

• Equívocos: Blastomicose "norte-americana e sul-americana

• Razão: A blastomicose também é observada em partes do México, África e Ásia.[29]

> MUCORMICOSE-

• Nome incorreto.

• Justificação: Mucormicose é outro nome comum aplicado ao grupo de doenças causadas por fungos das ordens Mucorales e Entomophthorales. Esta designação reflecte a predominância dos Mucorales na causa de doenças nos seres humanos. No entanto, este termo ignorava o papel dos Entomophthorales (espécies de *Conidiobolus* e *Basidiobolus*).

• Termo sugerido: Zigomicose, reflectindo todos os processos de doença causados pelos membros da classe Zygomycetes.[104]

> CRIPTOCOCOSE :

• Equívoco: o "polissacárido" Galactoxilomanano (GalXM) na cápsula de C. neoformans

• Motivo: o polissacárido é, na realidade, um glucuronoxilomanogalactano.[91]

CAPÍTULO 9

CÁRIES DENTÁRIAS E DOENÇAS PERIODONTAIS

> CARIES DENTAL-

• Ideia errada: apenas os hidratos de carbono refinados (sacarose) são prejudiciais para os dentes.

• Razão: Outros açúcares como a glucose, a frutose, a dextrose, o xarope de glucose, o mel, o xarope de milho, o melaço, o melaço e a maltose também são prejudiciais, embora menos prejudiciais.[131]

> CAVIDADE DE ABCESSO-

• Nome incorreto.

• Justificação: Na literatura antropológica, o termo "cavidade de abcesso" é utilizado para descrever cavidades periapicais no osso alveolar. No entanto, a formação de abcessos é apenas uma das várias respostas inflamatórias possíveis à infeção da dentição e das estruturas circundantes (as outras incluem granuloma, quisto) e é pouco provável que as cavidades periapicais sejam formadas por abcessos.[30]

> GENGIVITE ULCEROSA NECROTIZANTE AGUDA (GNU)

• Equívoco.

• Justificação: Não existe uma forma crónica da doença.[33]

> PERICEMENTITE ASSÉPTICA-

• Nome incorreto.

• Justificação: A pericementite é uma designação incorrecta para os casos em que os fenómenos essenciais da inflamação podem não estar presentes.[132]

> DENTICLES-

• Nome incorreto.

• Motivo: Os verdadeiros cálculos pulpares são ilhas de dentina, demonstrando túbulos e odontoblastos em formação na sua superfície. No entanto, secções seriadas mostraram que não se tratam de ilhas, mas sim de penínsulas - extrusões das paredes da dentina. Portanto, o termo "dentículo", que implicaria estrutura de dentina, é um termo incorreto.

- Termo sugerido : Pedra de polpa[133]

> **ANGINA DE LUDWIG-**

- Nome incorreto.

- Razão: Ludwig não foi o primeiro a descrevê-la. Em I830, Gensoul de Lyon publicou a primeira comunicação sobre esta doença.[4]

> **GRANULOMA PERIAPICAL**

- Nome incorreto.

- Razão: É composto por tecido inflamatório crónico (tecido de granulação) e não por um tumor, desenvolvendo-se no interior de um abcesso periapical em cicatrização.[134]

> **PERI-IMPLANTITE-**

- Nome incorreto.

- Motivo: A mucosa peri-implantar e não o implante dentário e/ou o pilar do implante dentário é a entidade inflamada.

- Termo sugerido : gengivite aguda ou crónica [135]

> **INFECÇÃO FOCAL-**

- Equívoco: ligação oral-sistémica

- Justificação: Atualmente, existem provas substanciais que associam as infecções orais, em particular a doença periodontal, a outras doenças sistémicas. O tabagismo, por exemplo, está associado à doença periodontal e às doenças cardiovasculares.

- Termo sugerido : ligação perio-sistémica[136]

> **GRANULOMA PIOGÉNICO**

- Nome incorreto.
- Motivo: Não contém pus e não é propriamente um granuloma.[54]

CAPÍTULO 10

LESÕES DOS DENTES E MAXILARES

> CORROSÃO SOB TENSÃO

- Designação incorrecta : abfracção

- Justificação: A tensão-corrosão refere-se aos efeitos sinérgicos da tensão e da corrosão que actuam simultaneamente. Por exemplo, isto pode ocorrer quando um dente é submetido a uma carga pesada num ambiente ácido.[76]

> GUARDA NOCTURNO

- Nome incorreto.

- Motivo: podem ser usados em qualquer altura do dia.[137]

> DENTÍCULO (PEDRA DA POLPA) -

- Designação incorrecta: dentículo

- Razão: Recentemente, um exame histológico cuidadoso demonstrou que os verdadeiros cálculos pulpares não contêm ilhas de dentina, mas sim penínsulas-extrusões das paredes da dentina. Por conseguinte, o termo "dentículo", que implicaria uma estrutura de dentina, é um termo incorreto.

- Termo sugerido: pedra de pasta de papel[138]

> QUISTO ÓSSEO TRAUMÁTICO

- Nome incorreto.

- Justificação: A incidência de traumatismos prévios em doentes com esta entidade é a mesma que na população em geral.[80]

> FRACTURAS DO COMPLEXO ZIGOMÁTICO-

- Designação incorrecta: fratura trimalar/tripode

- Motivo: Trata-se, na realidade, de uma fratura de um quadrápode, uma vez que uma fratura do complexo zigomático constitui quatro fracturas discretas. Os componentes desta fratura são (1) o arco zigomático, (2) o rebordo orbital, (3) o contraforte frontozigomático e (4) o contraforte zigomático-maxilar.[139]

> REABSORÇÃO RADICULAR CERVICAL-

- Designação incorrecta : "cervical".

- Motivo: Segundo Cohen, é a reabsorção radicular inflamatória que ocorre imediatamente abaixo da inserção epitelial do dente, que pode não estar sempre na margem cervical do dente, mas também pode estar apical a ele.[140]

CAPÍTULO 11

DOENÇAS ALÉRGICAS

> HAYFEVER-

- Nome incorreto.

- Razão: Não é causada pelo feno, nem é uma febre, mas por quaisquer plantas que polinizem ou bolores que produzam esporos - normalmente no final da primavera, verão ou outono.[141]

- Termo sugerido : Rinite alérgica

> GRANULOMA LETAL DA LINHA MÉDIA -

- Nome incorreto.

- Motivo: Nem sempre letal ou granulomatoso.

- Termo sugerido : Linfoma nasal.[142]

> AUTOIMUNIDADE -

- Equívoco e erro de conceção.

- Justificação: A autoimunidade significa literalmente proteção contra si próprio, mas na realidade implica lesões contra si próprio.

- Termo sugerido : Autoalergia.[143]

CAPÍTULO 12

DOENÇAS DOS MÚSCULOS E DOS NERVOS

> **MIGRAINE -**

(a) . **ENXAQUECA OFTALMOPLEGICA -**

- Nome incorreto.
- Justificação: Provavelmente não se trata de uma variante da enxaqueca, mas sim de uma nevralgia craniana recorrente.
- Termo sugerido: Neuropatia Craniana Oftalmoplegica.[144]

(b) . **ENXAQUECA DE GRUPO-**

- Nome incorreto.
- Motivo: Por vezes incorretamente aplicada quando as pessoas que sofrem de enxaqueca têm ataques frequentes (até 2 ou 3 por semana durante um curto período de tempo). Não deve, no entanto, ser confundida com a cefaleia em salvas. As pessoas podem ter um período de enxaquecas que precede períodos de remissão que, em alguns casos, duram meses ou mesmo anos.[145]

(d).

- Designação incorrecta : fotofobia
- Justificação: A palavra "fobia" provém de duas palavras gregas: foto "luz" e fobia "medo ou receio de" - por conseguinte, refere-se ao "medo da luz", enquanto na medicina, passou a ser considerada como um sintoma de "sensibilidade anormal à luz", especialmente em doentes com sarampo e certas doenças oculares.[146]

> **MIOPATIA ESTERÓIDE-**

- Nome incorreto.
- Justificação: O termo miopatia esteroide é um termo impróprio porque os esteróides não causam sinais histológicos de miopatia, mas sim atrofia selectiva das fibras musculares do tipo II. Além disso, ao contrário do que se pensa, a doença não é

frequente. [64]

> **DISCINESIA TARDIA-**

- Designação incorrecta : "discinesia".

- Motivo: A discinesia significa "diminuição do poder de movimento". Os doentes com discinesias tardias, em vez de manifestarem uma deficiência, embora permaneçam totalmente alertas, apresentam uma variedade de movimentos musculares involuntários grotescos - espasmos da parte superior do corpo, protrusão da língua, tiques mandibulares e contracções crónicas de outros grupos musculares.[15]

> **SÍNDROMA AURICULOTEMPORAL-**

- Nome incorreto.
- Motivo: Podem estar envolvidos outros nervos.[147]

> **CAUSALGIA -**

- Nome incorreto.

- Motivo: A síndrome é caracterizada apenas por vezes por uma dor excruciante e ardente que lhe deu o termo "causalgia", portanto um nome incorreto. A dor pode ser moderada, ligeira ou ausente (Evans 1946).[148]

> **CEFALEIA EM SALVAS-**

(a) .

- Nome incorreto.

- Justificação: As caraterísticas clínicas de cada ataque de "nevralgia migratória crónica", também designada por "cefaleia em salvas crónica", são idênticas às da cefaleia em salvas episódica típica, mas a diferença é que as remissões que caracterizam a forma episódica não ocorrem. Uma vez que não se agrupam, o termo cefaleia crónica em salvas é uma designação incorrecta.[28]

(b) .

- Nome incorreto: *algia vascular da face* (francês)

- Justificação: O CH não envolve primariamente uma disfunção das artérias ou veias.[63]

> **ARTERITE TEMPORAL (ARTERITE DE CÉLULAS GIGANTES) -**

(a) .

- Designação incorrecta : "temporal".

- Motivo: Pode afetar outras artérias principais como as carótidas, basilares ou coronárias.

- Termo sugerido: arterite de células gigantes.[149]

(b) .

- Designação incorrecta: "célula gigante".

- Justificação: Para os casos em que as células gigantes não estão presentes, uma vez que as células gigantes estão presentes em apenas 50% dos casos comprovados por biopsia.[8]

> **DOR FACIAL IDIOPÁTICA E ATÍPICA -**

- Equívocos

- Razão: Idiopático, quando se refere a um problema médico, sugere que há algo desconhecido e não define o problema. O mesmo se aplica a termos que incorporam a palavra "atípico". Tem sido referido que os doentes descritos como "atípicos" ou "idiopáticos" têm todos um diagnóstico atribuível se forem avaliados por alguém com mais experiência.[75]

> **FENÓMENO MARCUS-GUNN -**

- Designação incorrecta : Sincinesia de piscar o queixo

- Motivo: O termo piscar de olhos é, na verdade, um termo errado, uma vez que a pálpebra ptótica se move numa direção ascendente e não descendente, como no verdadeiro piscar de olhos.[150]

> **DOENÇA DE MENIERE-**

(a).

• Designação incorrecta.

• Justificação: Durante vários anos, prevaleceu a ideia de que os doentes que apresentavam fenómenos semelhantes aos descritos por Ménière sofriam de uma doença caracterizada por hemorragia ou exsudado no labirinto, denominada doença de Ménière. Com o aumento dos conhecimentos sobre o aparelho vestibular, tornou-se evidente que os indivíduos sofriam de outra doença. Além disso, certas incongruências no relatório de Meniere, como a surdez quando a cóclea não estava envolvida, bem como a incapacidade de determinar a causa da morte, serviram para lançar dúvidas sobre as suas conclusões. Por isso, atualmente, quase nenhuma autoridade aceita a sua definição e o termo "doença de Ménière" é considerado um termo impróprio. Além disso, existem muitas doenças e condições que têm os mesmos sintomas que a doença de Ménière; diz-se que estas doenças e condições são "mímicas" da doença de Ménière. Por conseguinte, a doença de Ménière não pode ser diagnosticada apenas pelos seus sintomas. As várias possibilidades têm de ser "diferenciadas" através de um "diagnóstico diferencial". Quando os médicos "excluem" (descartam através de testes) todas as outras doenças possíveis com os mesmos sintomas, chamam à condição "Doença de Ménière". Assim, não existe nenhuma "doença" conhecida chamada "Doença de Ménière".[151]

• Termo sugerido: "Síndroma de Ménière", termo mais exato em que um "síndroma" é um conjunto de sintomas.[152]

> DISTROFIA **MUSCULAR-**

• Nome incorreto.

• Razão: A palavra *distrofia* deriva originalmente de duas palavras gregas: *dys,* que significa anormal ou defeituoso, e *trophe,* que significa alimento ou nutrição. Assim, o termo distrofia muscular implicava que, de alguma forma, a alimentação do músculo era defeituosa. Mas não é assim e, por isso, o termo é uma espécie de designação incorrecta. Atualmente, é utilizado para indicar a perda de massa muscular e a fraqueza anormais, que são as caraterísticas da doença.[153]

> MIASTENIA GRAVIS-

(a).

• Designação incorrecta : "gravis".

• Motivo: Gravis, em latim, significa grave. Mas com o tratamento atual, que combina inibidores da colinesterase, fármacos imunossupressores, plasmaferese, imunoterapia e cuidados de suporte numa unidade de cuidados intensivos (UCI) (quando apropriado), a maioria dos doentes com MG tem uma esperança de vida quase normal. A mortalidade é atualmente de 3-4%, ao passo que anteriormente era de 30-40%. Assim, a miastenia gravis já não é tão grave como era antes.[154]

(b).

• Equívoco: seronegativo

• Razão: Significa apenas que as análises ao sangue não conseguem *encontrar* os anticorpos. Mas os anticorpos estão lá, porque quando a imunoglobulina de doentes seronegativos é injectada em animais, estes apresentam uma transmissão neuromuscular anormal.[155]

> MYOCLONUS -

• Designação incorrecta: tremor mioclónico

• Motivo: Por vezes, a mioclonia é rítmica e pode assemelhar-se a um tremor. Quando a mioclonia se repete ritmicamente, é também chamada "tremor mioclónico", mas trata-se de uma designação errada, uma vez que a mioclonia rítmica, como a mioclonia palatal, é causada apenas por contracções dos agonistas e não por contracções alternadas dos músculos antagonistas, como acontece no tremor.[156]

> MIOSITE OSSIFICANTE

• Nome incorreto.

• Motivo: Não existe um processo inflamatório, mas sim uma ossificação/calcificação heterotrópica do músculo. Além disso, resulta normalmente de um traumatismo, mas também pode ser observada em doentes com paralisia, queimaduras, tétano, hematoma intramuscular ou pode desenvolver-se espontaneamente.

• Termo sugerido : Fibrodisplasia Ossificante Progressiva (FOP)[73]

> NEVRALGIA DO TRIGÉMEO

• Nome incorreto: tic douloureux

• Motivo: Aplicado devido ao tremor facial (erradamente designado por tiques) que resulta frequentemente das dores episódicas.[157]

CAPÍTULO 13

DOENÇAS ÓSSEAS

> ACONDROGÉNESE-

- Nome incorreto.

- Razão: Implica que a cartilagem não é produzida, enquanto que nesta condição, a cartilagem é produzida mas é profundamente anormal.

- Termo sugerido : Condrogénese Imperfeita.[158]

> **FOSFATASE ALCALINA**

- Nome errado

- Justificação: A isoenzima não específica da fosfatase alcalina dos tecidos (TNSALP) actua a pH fisiológico, pelo que "fosfatase alcalina" é um termo incorreto.[84]

> HIPERPARATIROIDISMO **ASSINTOMÁTICO-**

- Nome incorreto.

- Justificação: O termo "assintomático" pode induzir em erro, uma vez que muitos doentes identificados através do rastreio de rotina podem apresentar sintomas inespecíficos como fadiga, depressão e mau estado de saúde geral.[159]

> **OSTEOPETROSE-**

- Nome errado: osteopetrose "benigna

- Justificação: Quando a osteopetrose surge em pessoas mais velhas, é conhecida como osteopetrose benigna, embora este nome seja um pouco errado porque a doença pode ser muito dolorosa, com complicações graves e potencialmente mortal.[37]

> **DEFEITO DA MEDULA ÓSSEA** / DEFEITO **OSTEOPORÓTICO DA MEDULA ÓSSEA / DEFEITO HEMATOPOIÉTICO DA MEDULA ÓSSEA-**

- Equívoco: um quisto, uma infeção ou um tumor.

- Motivo: Não é uma doença, ou seja, é uma variante do normal, não existindo normalmente sinais nem sintomas clínicos.[160]

> QUISTO ÓSSEO ESTÁTICO / QUISTO ÓSSEO STAFNE -

• Nome incorreto.

• Motivo: Não é um verdadeiro quisto, mas sim um defeito de desenvolvimento em que um lóbulo da glândula salivar submandibular invade a mandíbula em desenvolvimento. Embora a área apareça como um buraco no osso (uma radiolucência redonda ou ovoide bem definida), é realmente uma depressão na superfície lingual do osso.[160]

> QUERUBISMO -

(a).

• Nome incorreto.

• Motivo: O nome deriva do aspeto rechonchudo das crianças com esta doença, que se assemelha a figuras de bebés alados e angelicais, frequentemente vistos na arte renascentista e referidos como querubins na linguagem comum. No entanto, esta designação é incorrecta, porque os querubins são na realidade anjos "adultos" ferozes de quatro asas de uma ordem angélica elevada, e os bebés voadores são na realidade chamados Putti.[161]

> TUMORES CASTANHOS-

• Nome incorreto.

• Justificação: Estas lesões não são neoplásicas e o termo "tumor" é um termo incorreto.[92]

> SÍNDROME DE DOWN

• Nome incorreto.

• Razão: [th]O médico John Langdon Down, do século XIX, não descobriu a famosa doença genética, mas atribuiu-lhe o nome de "mongolismo". Na década de 1960, para limpar as revistas médicas do termo racista embaraçoso (Down acreditava que os doentes tinham alguma semelhança com os mongóis), os investigadores optaram por um epónimo e atribuíram falsamente o crédito a Down.[162]

> **GRANULOMA EOSINOFÍLICO/ HISTIOCITOSE X/ GRANULOMATOSE DE CÉLULAS DE LANGERHANS-**

(a) .

- Designação incorrecta: granuloma eosinofílico
- Motivo: Nem eosinofílica nem granulomatosa. Os eosinófilos não são uma parte proeminente da patologia e as lesões são frequentemente desprovidas de eosinófilos. As lesões celulares podem conter numerosas figuras mitóticas que sugerem malignidade.[163]

(b) .

- Nome incorreto : Histiocitose X
- Motivo: A célula predominante nas lesões é a célula de Langerhans e não o histiócito.
- Termo sugerido: Granulomatose de células de Langerhans.[21]

> **OSTEOARTRITE-**

- Nome incorreto.
- Justificação: Não se acredita que a inflamação desempenhe um papel importante na osteoartrite. De facto, esta ocorre devido à degeneração da cartilagem articular da articulação.
- Termo sugerido: Doença articular degenerativa.[164]

> **SÍNDROME DE PIERRE ROBIN-**

- Nome incorreto.
- Justificação: Trata-se, de facto, de uma sequência de micrognatia, glossoptose e fenda palatina. A designação "síndrome" é reservada para os casos em que existem múltiplas malformações atribuídas a uma única etiologia.[165]

> **ARTRITE REUMATÓIDE-**

- Nome incorreto.

• Razão: A palavra "artrite" é muitas vezes mal interpretada. Infelizmente, é imediatamente associada à osteoartrite e à velhice. Não querendo diminuir a Osteoartrite (OA), que pode ser bastante dolorosa, a Artrite Reumatoide (AR) é notória e comprovadamente mais incapacitante, com uma taxa de morbilidade mais elevada. A AR tem também a capacidade de atacar outros órgãos do corpo, e não apenas as articulações. Ao contrário da osteoartrite, que é uma doença de desgaste que afecta as articulações, a artrite reumatoide é uma doença autoimune que pode potencialmente afetar todos os principais sistemas do corpo, alterando grandemente a qualidade de vida de quem vive com ela. Isto NÃO quer dizer que a AR seja uma sentença de morte - mas a realidade é que, ao contrário da associação que vem à mente quando se ouve a palavra "artrite" - pode ser.[166]

CAPÍTULO 14

PERTURBAÇÕES METABÓLICAS E HORMONAIS

> HIPERPLASIA ADRENAL CONGÉNITA-

- Designação incorrecta : Síndrome adrenogenital

- Motivo: Há uma acumulação de hormonas precursoras de esteróides sexuais que são convertidas em androgénios potentes (testosterona e diidrotestosterona), resultando na virilização pré-natal das mulheres. Os homens não apresentam ambiguidade genital. Assim, o termo síndrome adrenogenital é um termo incorreto.[167]

> INSUFICIÊNCIA SUPRA-RENAL SECUNDÁRIA

- Nome incorreto.

- Motivo: O termo implica incorretamente que todas as hormonas produzidas pela glândula suprarrenal, incluindo os mineralocorticóides e as hormonas sexuais supra-renais, são deficientes, o que não é o caso. Os doentes com esta doença têm, de facto, uma deficiência de glucocorticóides, mas não de hormonas mineralocorticóides.

- Termo sugerido: deficiência de glucocorticóides mediada por latrogénios.[168]

> FOSFATASE ALCALINA

- Nome incorreto.

- Justificação: A TNSALP , a isoenzima "não específica dos tecidos" da fosfatase alcalina, actua a pH fisiológico, pelo que "fosfatase alcalina" é uma designação incorrecta.[84]

> AMYLOID-

- Nome incorreto.

- Razão: Significa "semelhante ao amido" (amylon ou amylum é amido em grego e latim, respetivamente), enquanto que amiloide é agora conhecido por abranger um espetro de doenças de estrutura proteica secundária.[169]

> ANDROPAUSA -

• Nome incorreto.

• Justificação: A perda de produção de testosterona é gradual e assintomática, ao contrário da alteração mais brusca associada à menopausa.[39]

• Termo sugerido: declínio de androgénio no envelhecimento masculino (ADAM) ou deficiência parcial de androgénio no envelhecimento masculino (PADAM)[170]

> GLUCOSE NO SANGUE -

• Nome incorreto.

• Justificação: Num contexto fisiológico, o termo é um equívoco porque se refere à glucose, mas estão sempre presentes outros açúcares para além da glucose, ou seja, os alimentos contêm vários tipos diferentes, por exemplo, frutose (em grande parte proveniente de frutos/açúcar de mesa/adoçantes industriais), galactose (leite e produtos lácteos), bem como vários aditivos alimentares como sorbitol, xilose, maltose, etc.).[171]

> HIPERPARATIROIDISMO-

(a).

• Designação incorrecta: tumor "castanho

• Razão: No hiperparatiroidismo grave, as áreas de osso trabecular que foram erodidas e substituídas por tecido fibroso vascular com muitos osteoclastos e depósitos de hemossiderina dão-lhes uma cor castanha.[172]

(b) .

• Equívoco: hiperparatiroidismo primário "ligeiro"

• Motivo: O risco de fracturas, cálculos renais, insuficiência renal, doenças cardiovasculares e cancro aumenta em todas as fases do HPTP. Os riscos associados às formas mais ligeiras e mais graves de PHPT parecem ser semelhantes. Assim, a chamada PHPT "ligeira" parece ser uma doença insidiosa, possivelmente com menos sintomas, mas com consequências semelhantes a longo prazo.

• Termo sugerido: PHPT "insidioso", ou eliminar completamente o prefixo.[88]

> DIABETES MELLITUS-

(a).

- Nome incorreto : fructosamina

- Razão: Porque a reação que leva à sua formação não está relacionada com a frutose, mas descreve a reação entre as proteínas séricas (principalmente a albumina) e a glicose.[41]

(b).

Conceitos errados:

- A DM era sobretudo uma doença hereditária.

- Razão: Este conhecimento pode ser sólido, mas carece de precisão. Seria mais produtivo se os indivíduos considerassem o risco de DM, de modo a poderem compreender e aplicar algumas medidas de prevenção para evitar a doença.[86]

- Os medicamentos hipoglicemiantes orais são mais eficazes do que a insulina e podem sempre substituir a insulina.

- Justificação: Tal pode dever-se ao facto de os doentes não estarem satisfeitos com o facto de receberem injecções diárias, considerando-o como uma diminuição da qualidade de vida.[86]

- As tâmaras, o mel e os alimentos amargos são bons alimentos para os doentes diabéticos.[86]

- Motivo: o teor de glucose das tâmaras é elevado.

> SÍNDROMA ADRENOCORTICOTRÓPICO ECTÓPICO

- Nome incorreto.

- Motivo: Muitos tecidos não neoplásicos produzem ACTH.[56] A EAS não se deve a uma produção hormonal ectópica, mas representa uma amplificação induzida pelo cancro de uma caraterística biológica que existe normalmente nas células que estão na origem do cancro.[42]

> PROTOPORFIRIA ERITROPOIÉTICA

• Nome incorreto.

• Justificação: Na PPE, o defeito no metabolismo da porfirina é identificável em, pelo menos, dois tecidos diferentes, nomeadamente o fígado e o aparelho eritroide, para além das células eritróides.

• Termo sugerido: protoporfiria eritro-hepática.[14]

> SÍNDROMA DE FANCONI

• Nome incorreto.

• Razão: Embora o seu nome tenha sido dado em homenagem a Guido Fanconi, um pediatra suíço, pode tratar-se de uma designação incorrecta, uma vez que o próprio Fanconi nunca a identificou como uma síndrome.[173]

> DOENÇA DE GAUCHER-

(a).

• Equívoco: história natural da doença de Gaucher

• Motivo: Uma vez que a maior parte dos doentes sintomáticos foi objeto de algum tipo de intervenção médica de apoio que poderia alterar a evolução da doença. (Com o advento da terapia enzimática específica, apenas o curso do tratamento pode ser documentado).[174]

(b).

• Designação incorrecta: Forma "adulta" da doença de Gaucher (ou doença de Gaucher tipo I)

• Motivo: A mutação genética que efetivamente causa a forma de tipo 1 está presente desde o momento da conceção.[89]

> SÍNDROMA DE HURLER

• Nome incorreto.

• Motivo: A primeira descrição publicada da síndrome parece ser a de Hunter (1917).

Assim, "síndrome de Hurler" é uma designação incorrecta, uma vez que o artigo de Hurler (1920) só foi publicado dois anos depois do de Hunter.[6]

> PSEUDO-HIPOALDOSTERONISMO-

- Nome incorreto.

- Justificação: No contexto do PHA II, os indivíduos afectados apresentam hipercalemia com hipertensão (em vez de depleção de volume).[176]

> HIPOTIROIDISMO SUBCLÍNICO-

- Nome incorreto.

- Motivo: Recentemente, provou-se que está associado a alterações metabólicas significativas e a potenciais consequências, por exemplo, distúrbios lipídicos, vasculares, hematológicos e neuropsiquiátricos, uma função ventricular prejudicada, má adaptação cardiovascular e respiratória ao exercício, redução percetível do QI da descendência (na SH durante a gravidez).[43]

> HIPERTIROIDISMO SUBCLÍNICO-

- Nome incorreto.

- Justificação: Quando se trata de doentes idosos e com doença cardíaca, este termo pode ser um oximoro, uma vez que estes doentes correm um risco acrescido de desenvolverem achados clínicos específicos que podem ser evitados através de tratamento. No entanto, estudos recentes identificaram que os doentes com mais de 60 anos, ou com doença cardíaca conhecida ou suspeita, estão em risco de morbilidade e mortalidade específicas relacionadas com a tiroide.[72]

> NÍVEIS T3 OU T4-

- Equívoco: níveis "elevados" de tiroide

- Razão: Se os níveis de T4 ou T3 forem baixos, isso pode indicar que tem uma tiroide pouco ativa ou hipotiroidismo. Além disso, se tiver níveis baixos de hormonas da tiroide, é provável que o seu nível de TSH seja elevado, daí a designação incorrecta de "níveis elevados de tiroide".[177]

> **PROTEINOSE LIPOÍDICA**

- Nome incorreto.

- Motivo: Até à data, não foi demonstrada qualquer anomalia no metabolismo dos lípidos. O nome baseia-se no facto de, na histologia, o material hialinizado depositado nos tecidos se assemelhar a lípidos e proteínas.[74]

> **DOENÇA DE ANDERSON-FABRY-**

- Nome incorreto: variante cardíaca da doença de Anderson-Fabry

- Motivo: Uma caraterização clínica rigorosa revela geralmente doença noutros órgãos. (No entanto, a apresentação clínica em doentes com atividade residual pode ser dominada por sinais e sintomas cardiovasculares).[57]

> **MUCOLIPIDOSE-**

- Nome incorreto.

- Justificação: Embora a mucolipidose (clinicamente considerada intermédia entre as lipidoses e as mucopolissacaridoses) seja uma designação clinicamente útil, os bioquímicos consideram-na uma designação incorrecta porque os "mucolípidos" não existem na natureza.[176]

> **MUCOPOLISSACARIDOSES-**

- Nome falso : Sulfato de condroitina B/ Beta heparina / Sulfato de dermatano

- Razão: Não é um verdadeiro sulfato de condroitina.[178]

> **OSTEOPOROSE-**

(a).

- Equívoco: limiar de fratura

- Justificação: O risco de uma fratura de fragilidade aumenta progressivamente com a diminuição da densidade mineral óssea (DMO). No entanto, as medições da DMO em mulheres com uma fratura femoral e/ou vertebral e naquelas sem fracturas sobrepõem-se e não existe um limiar específico abaixo do qual as fracturas se tornem subitamente mais frequentes. O termo "limiar de fratura" é, portanto, um termo incorreto e enganador. O diagnóstico da osteoporose em termos de medições da DMO depende inteiramente dos dados normativos e dos critérios de diagnóstico selecionados.[31]

(c) .

- Equívoco: pensa-se que é apenas uma doença dos idosos

- Justificação: A realidade deste processo patológico é tal que todas as forças internas e externas da vida de um doente na adolescência e no jovem adulto contribuem diretamente para o seu potencial de desenvolvimento de osteoporose na idade adulta.

O National Institute of Health (Instituto Nacional de Saúde) concluiu que "desde o nascimento até à idade adulta, as crianças acumulam massa óssea de forma constante, que atinge o seu pico antes dos 30 anos. Quanto maior for o pico de massa óssea, menor será o risco de osteoporose mais tarde na vida". O pico de massa óssea é importante para o processo de osteoporose porque é visto como um "marco determinante da saúde óssea subsequente, que é afetada por factores genéticos, nutricionais, mecânicos e hormonais.[90]

(d) .

- Equívoco: descalcificação

- Razão: A descalcificação aqui deve-se à perda de Cu^{2+} do osso e não à perda de cálcio, que causa a osteoporose.[179]

> ARTERIOSCLEROSE-

(a) .

- Nome incorreto.

- Motivo: O nome *arteriosclerose* é um termo de origem grega que significa "endurecimento das artérias". Muitas das lesões arterioscleróticas por excelência não são, de facto, artérias endurecidas, mas sim "ateromas de capa fibrosa fina" - placas em que uma fina bainha de tecido fibroso envolve um grande núcleo lipídico. De facto, trata-se muitas vezes de placas moles que, no entanto, descrevemos como escleróticas ou endurecidas.[78]

(b) .

- Designação incorrecta : Esclerose medial de Monckeberg

- Razão: A lesão que é geralmente considerada, ironicamente, pode não ser a lesão que o próprio Monckeberg descreveu. O peso da evidência indica que a lesão inapropriadamente considerada como esclerose medial envolve de facto a túnica íntima e pode ou não envolver a túnica média.[78]

> **ATEROSCLEROSE-**

- Nome errado

- Razão: Embora o sufixo "esclerose" derive da palavra grega que significa endurecimento, os vasos ateroscleróticos podem não ser mais duros do que o normal e, de facto, podem até ser mais moles. Poder-se-ia até considerar a aterosclerose um oximoro. Embora esclerose signifique endurecimento, "athero" significa literalmente papa.

- Termos sugeridos : Arteriomalácia Ateromatosa ou Arteriopatia Ateromatosa.[78]

> **PORPHYRIA-**

(a) .

- Nome incorreto.

- Motivo: O descritor "porfíria" está relacionado com a cor caraterística das porfirinas. Porfíria deriva de *porphuros,* que significa púrpura em grego. O descritor é um nome incorreto para a doença metabólica subjacente porque são produzidos e excretados em excesso precursores de porfirinas incolores e não porfirinas pigmentadas. Os precursores da porfirina são oxidados em porfirinas pigmentadas na bexiga ou após a micção, quando a urina está ao ar livre e à luz ambiente.[48]

(b) .

- Nome incorreto : Porfíria cutânea tardia

- Razão: Pode ser encontrada em todos os grupos etários.[180]

> DESNUTRIÇÃO PROTEICO-ENERGÉTICA-

- Nome incorreto.

- Motivo: Recentemente, de acordo com a teoria dos radicais livres do Professor Michael Golden sobre a causa da desnutrição aguda grave, a síndrome é um estado de multideficiência que envolve a deficiência de proteínas, energia e outros micronutrientes. A desnutrição proteico-energética é, portanto, um termo incorreto e não deve continuar a ser utilizado na nomenclatura desta síndrome.

- Termo sugerido: Desnutrição aguda grave (SAM)[181]

> UREMIA-

- Nome incorreto.

- Justificação: A toxemia na insuficiência renal é causada apenas por concentrações "excessivamente" elevadas de ureia.[182]

> VITAMINAS-

(a).

- Designação incorrecta: "vitamina" D

- Justificação: Por definição, uma vitamina é uma substância essencial para a saúde humana, mas que não pode ser produzida pelo organismo. A vitamina D, na sua função mais óbvia e fundamental, é essencial para o metabolismo do cálcio e do fósforo no organismo, mas é produzida pelo nosso corpo quando estamos expostos aos raios UVB do sol. Pelo facto de a vitamina D ser produzida pelo organismo, não satisfaz ambos os critérios acima referidos. Assim, a vitamina D não é verdadeiramente uma vitamina.[183]

> DEFICIÊNCIA DE ZINCO-

- Equívoco: oligoelemento

- Razão: Está certamente presente em todos os tecidos, mais do que um vestígio. No final dos anos quarenta, McCance e Widdowson demonstraram que o corpo humano adulto contém cerca de dois gramas de zinco. Scoular e Macy efectuaram estudos de equilíbrio em crianças em idade pré-escolar no início dos anos quarenta, demonstrando que eram retidos cinco miligramas de um consumo de 16 mg por dia. Esta retenção, cinco vezes superior à do ferro, por exemplo, parecia contrariar a classificação do zinco como um elemento "vestigial".[184]

> HIPOPITUITARISMO-

- Designação incorrecta : síndrome da sela vazia

- Motivo: A sela túrcica não está vazia, mas sim aumentada. Aparece vazia na imagiologia devido ao líquido cefalorraquidiano que ainda se encontra no espaço subaracnoideu, mas que se estende para a fossa pituitária.[185]

> CALCIFICAÇÃO PATOLÓGICA -

- Nome incorreto: calcifilaxia (defesa pelo cálcio)

- Justificação: Não há provas de que este estranho fenómeno tenha qualquer valor defensivo, exceto em condições experimentais artificiais.[186]

CAPÍTULO 15

DOENÇAS HEMATOLÓGICAS

> AGRANULOCITOSE -

- Nome incorreto.

- Justificação: Na verdade, refere-se a neutropenia persistente grave, ou seja, contagens de neutrófilos de 1000 ou menos, frequentemente muito menos (<500 é uma grande emergência) porque a contagem absoluta de neutrófilos nunca é 0.[187]

> ANEMIA -

(a) .

- Designação incorrecta : Anemia aplástica

- Justificação: Caracteriza-se por pancitopenia e não apenas por anemia[4] , uma vez que as três linhas de células hematopoiéticas desaparecem gradualmente da medula óssea sem serem substituídas por outras linhas de células.[188]

(b) .

- Designação incorrecta : Anemia primária

- Justificação: Esta forma de anemia deve-se à má nutrição, ou seja, a causa é conhecida, pelo que se trata de uma forma de anemia secundária.[189]

(c) .

- Designação incorrecta : Anemia perniciosa

- Razão: Anteriormente, a ideia errada era que não tinha tratamento, mas agora, devido ao advento do extrato de fígado e da terapia com vitamina B12, isso não é verdade.[190] Além disso, a anemia perniciosa não é sinónimo de anemia megaloblástica ou de deficiência de cobalmina, que podem ter muitas outras causas para além da anemia perniciosa.[7]

(d) .

- Designação incorrecta : anemia megaloblástica

• Motivo: as caraterísticas celulares e nucleares das hemácias são caraterísticas, mas não totalmente específicas, da deficiência de cobalmina ou folato.[191]

> LEUKEMIAS-

(a) .

• Erro de designação: "prolinfócitos" na leucemia prolinfocítica de células B

• Razão: As células tumorais nesta doença são, na verdade, células B activadas maduras.[192]

(b) .

• Designação incorrecta: leucemia "granulocítica" crónica juvenil

• Justificação: Na verdade, trata-se de uma doença com panmielopatia com envolvimento monocítico proeminente, com células formadoras de colónias de monócitos circulantes juntamente com granulócitos.[23]

(c) .

• Designação incorrecta: "leucemia" de células pilosas (HCL)

• Razão: Na HCL, a maioria dos doentes tem contagens baixas de glóbulos sanguíneos, envolvendo frequentemente as três linhas de glóbulos sanguíneos. Apenas 10-15% dos doentes têm efetivamente uma contagem elevada de glóbulos brancos (>10* 10^9 /L).[193]

> ESPRU CELÍACO

• Conceitos errados :

o Raro.

o Afecta apenas as crianças e os jovens.

o Ocorre apenas em doentes de ascendência europeia.

o Todos os doentes com espru celíaco apresentam sintomas gastrointestinais.

o Os testes serológicos são fiáveis.[194]

• Razões :

o Estudos mostram uma incidência quatro vezes maior do que em 1950, com complicações fatais se não for tratada. Afecta cerca de uma em cada 100 pessoas, com um risco de morte quatro vezes maior para pessoas com intolerância ao glúten não diagnosticada.

o Aproximadamente 20% dos pacientes com doença celíaca têm mais de 60 anos.

o Também foi registada em indianos, árabes, hispânicos, judeus israelitas, sudaneses e pessoas de origem cantonesa. Os Punjabeses e Gujaratis que viviam em Inglaterra desenvolveram espru celíaco 2,5 vezes mais frequentemente do que os Europeus quando seguiam uma dieta rica em glúten.[194]

o Os sintomas gastrointestinais podem ser mínimos ou inexistentes. Egs. Doença celíaca com sintomas atípicos, doença celíaca silenciosa e doença celíaca latente.[195]

o Os testes de anticorpos anti-gliadina IgA e IgG são considerados menos exactos, menos sensíveis e menos específicos do que outros testes serológicos, com resultados falsos positivos até 15-20%.[195]

> SÍNDROME DA MONONUCLEOSE CRÓNICA

- Nome incorreto.
- Razão: A mononucleose sanguínea não é um componente desta síndrome, mas a fadiga sim.
- Termo sugerido: síndrome de fadiga crónica.[197]

> ERITROBLASTOSE FETAL/ DOENÇA DE RHESUS/ DOENÇA HEMOLÍTICA DO RECÉM-NASCIDO-

(a) .

- Nome incorreto.
- Justificação: É incorreto utilizar "Rhesus" para designar o sistema Rh porque a hemólise fetal pode ser causada por anticorpos não pertencentes ao sistema Rh, a anemia nem sempre está associada à eritroblastose e, por último, a doença afecta principalmente o feto e não o recém-nascido.

• Termo sugerido : Anemia aloimune / Doença hemolítica do feto e do recém-nascido (HDFN)[198]

(b) .

• Equívoco: fator Rh e anti-Rh

• Justificação: Inicialmente, pensava-se que os anticorpos animais e humanos identificavam um fator comum, Rh, na superfície dos glóbulos vermelhos *rhesus* e humanos. Rapidamente se percebeu que não era esse o caso. O heteroanticorpo passou a chamar-se anti-LW (em homenagem a Landsteiner e Wiener) e o aloanticorpo humano passou a chamar-se anti-D.[35]

> TALASSEMIA-

(a) .

• Nome incorreto.

• Motivo: Whipple e Bradford cunharam o termo pela primeira vez em 1936, a partir da palavra grega para "mar", para enfatizar a origem mediterrânica dos indivíduos afectados. Desde então, o termo tornou-se um termo incorreto porque a doença ocorre com elevada frequência em povos distantes do Mediterrâneo.[199]

(b) .

• Nome incorreto: doença da hemoglobina H (alfa talassemia)

• Razão: Nos países desenvolvidos com bons cuidados médicos, não se trata de uma doença, mas sim de uma patologia. As pessoas com hemoglobina H podem ter uma vida longa e saudável. Não dependem de transfusões, como acontece com as pessoas com beta-talassemia major.[200]

> FACTORES DE CRESCIMENTO HEMATOPOIÉTICO-

• Nome incorreto.

• Razão: Para além do seu papel vital na promoção do crescimento, diferenciação e atividade das células hematopoiéticas, estas moléculas são vitais para o bom funcionamento do sistema nervoso central, do sistema cardiorrespiratório, do trato alimentar e do fígado, bem como para a remodelação óssea, o metabolismo lipídico, a embriogénese e a manutenção da gravidez. Por outro lado, também é verdade que as moléculas que foram designadas como factores de crescimento para outros sistemas desempenham também um papel importante no sistema hematopoiético.[201]

> PÚRPURA DE HENOCH SCHONLEIN (HSP) -

- Nome incorreto.
- Justificação: A erupção cutânea é, na realidade, uma vasculite e não uma púrpura, uma vez que a HSP é um tipo de vasculite de pequenos vasos.[202]

> HIPOGAMAGLOBULINEMIA-

(a) .

- Equívoco: hipogamaglobulinemia primária "adquirida
- Justificação: Embora a doença tenha sido inicialmente considerada como adquirida, com uma incidência de ocorrência em familiares superior ao esperado, **pensa-se** atualmente que resulta de uma herança autossómica recessiva.[16]

(b) .

- Equívoco: hipogamaglobulinemia transitória da "infância"
- Razão: A aquisição de níveis normais de imunoglobulina foi frequentemente atrasada para além da infância.
- Termos sugeridos: hipogamaglobulinemia da primeira infância.[24]

> TESTE DIRECTO DE COOMB -

- Equívoco: para detetar anticorpos "incompletos" ou não aglutinantes nas hemácias.
- Razão: O termo "incompleto" é, na verdade, um termo incorreto, uma vez que não falta nada nestas moléculas de IgG.[203]

> MONONUCLEOSE **INFECCIOSA**

(a) .

• Equívoco.

• Justificação: A semelhança dos linfócitos T transformados com os monócitos (as células são grandes e têm um citoplasma abundante, mais "ocupado" e mais opaco do que o dos linfócitos normais; o núcleo é também maior e tem uma cromatina mais finamente dispersa) levou a que se pensasse erradamente que se tratava de monócitos e, por conseguinte, a que a doença fosse incorretamente designada.[204]

(b) .

• Designação incorrecta : Doença do beijo

• Motivo: Porque qualquer tipo de contacto pessoal próximo, como a partilha de um copo, pode provocar a transmissão do vírus. Actividades como tocar numa maçaneta de porta manuseada por uma pessoa infecciosa com má higiene pessoal também podem causar a infeção pelo vírus.[205]

(c) .

• Ideia errada: um ataque dá imunidade para toda a vida e a recorrência é muito rara.

• Justificação: Está bem estabelecido que mesmo as pessoas saudáveis podem ter sintomas recorrentes de mononucleose infecciosa, e é provável que isto aconteça com mais frequência do que geralmente se pensa, mas vários factores inibem uma verdadeira apreciação da frequência da mononucleose infecciosa sintomática recorrente.[19]

> MENINGITE LINFOMATOSA OU LEUCÉMICA

• Nome incorreto.

• Justificação: Para os casos em que não esteja presente uma resposta inflamatória.[206]

> SÍNDROME MIELODISPLÁSICA (MDS) -

• Designação incorrecta : pré-leucemia

• Motivo: Nem todos os doentes com MDS desenvolvem leucemia.[207]

> AMILOIDOSE SISTÉMICA PRIMÁRIA-

• Nome incorreto.

• Motivo: A doença está associada a uma discrasia das células plasmáticas em que existe uma produção excessiva de imunoglobulina monoclonal IgL.[208]

> POLICITEMIA VERA

(a) .

• Designação incorrecta: PV relativa

• Justificação: Não se trata de policitemia, uma vez que o volume de glóbulos vermelhos por quilograma de peso corporal é normal. Neste caso, o aumento do hematócrito está relacionado com uma diminuição do volume plasmático.

• Termo sugerido: falso PV.[209]

(b) .

• Designação incorrecta: policitemia de Gaisbock / eritrocitose de esforço

• Motivo: Na realidade, resulta da contração do volume plasmático. Mais frequentemente observada em homens obesos e hipertensos.[210]

CAPÍTULO 16

DOENÇAS DO SISTEMA CARDIOVASCULAR

> INSUFICIÊNCIA CARDÍACA -

- Equívoco.
- Justificação: Nos casos de Insuficiência Cardíaca Congestiva, uma vez que apenas o funcionamento é fraco, não existe uma insuficiência total do coração.
- Termo sugerido: Ineficiência cardíaca.[211]

> INSUFICIÊNCIA CARDÍACA DE ALTO DÉBITO -

- Equívoco e designação incorrecta.
- Justificação: O coração é intrinsecamente normal e capaz de gerar um débito cardíaco elevado.[77]

> INSUFICIÊNCIA CARDÍACA DIASTÓLICA-

- Nome incorreto.
- Razões :[212]

▪ A insuficiência cardíaca é definida e a sua gravidade classificada pelos sintomas clínicos, ou seja, dispneia, edema, intolerância ao exercício, caquexia, etc. Mas nenhum destes sintomas pode ser atribuído à sístole ou à diástole.

▪ De facto, a função ventricular sistólica também estava comprometida.

▪ Os achados morfológicos e moleculares na "insuficiência cardíaca diastólica", por exemplo, hipertrofia e fibrose, ativação de MAP quinases e calcineurina, não são específicos.

> SENSIBILIDADE AO SAL -

- Equívoco.
- Justificação: Um nível cronicamente elevado de aldosterona resulta em taxas elevadas de hipertensão e numa sensibilidade sintomática ao sal.[213]

> **ARRHYTHMIA -**

- Nome incorreto.

- Motivo: Implica que "não existe qualquer ritmo/batimento cardíaco" quando, na realidade, o batimento cardíaco é apenas anormal ou irregular.

- Termo sugerido: Disritmia.

CAPÍTULO 17

PERTURBAÇÕES DO TRACTO GASTROINTESTINAL

> VÍRUS DA HEPATITE G-

- Nome incorreto.
- Justificação: Pode causar viremia persistente, mas não é um vírus da hepatite e não tem sido associado a lesões hepáticas.[214]

> HEPATITE NEONATAL IDIOPÁTICA-

- Nome incorreto.
- Justificação: Estes doentes não sofrem de hepatite, mas sim de colestase intra-hepática.[60]

> HEPATITE POR RADIAÇÃO-

- Nome incorreto.
- Motivo: A avaliação patológica não revela inflamação, mostrando antes uma doença veno-oclusiva inespecífica. O dano endotelial induzido pela radiação expõe a membrana basal subendotelial, levando à ativação e agregação plaquetária e à estimulação de células estreladas hepáticas dormentes. O trombo de fibrina causa oclusão venosa, congestão panlobular, focos hemorrágicos e necróticos difusos e distensão dos sinusóides hepáticos. A obstrução prolongada e a ativação das células estreladas hepáticas resultam em perda de hepatócitos e fibrose mediada pela libertação do fator de crescimento transformador-1.[65]

> HEPATITE MALÁRICA-

- Nome incorreto.
- Justificação: A disfunção hepática alterada é comummente observada como uma complicação da infeção malárica grave; no entanto, nunca foi documentada uma inflamação hepática histologicamente grave.
- Termo sugerido: hepatopatia da malária[55]

> **ICTERÍCIA ESCLERAL-**

• Equívoco.

• Justificação: Na iterícia, a maior parte dos pigmentos biliares deposita-se na conjuntiva dos olhos e não na esclerótica.[215]

> **TESTES DE FUNÇÃO HEPÁTICA-**

• Equívoco.

• Razões: As provas de função hepática não medem diretamente a função hepática. Pelo contrário, reflectem lesões dos hepatócitos ou colestase (bloqueio ou lesão do sistema biliar).[59]

> **ANOREXIA NERVOSA**

• Nome incorreto.

• Motivo: (do grego *anorexia* , *an =sem* + *orexis=apetite*) Os doentes "anorécticos" não sofrem de perda de apetite, mas procuram ativamente a auto-inanição e estão freneticamente preocupados com a comida.[17]

> **BULIMIA -**

• Nome incorreto.

• Razão: Literalmente significa "fome de boi" ou "apetite voraz", mas a maioria dos doentes não refere tais sentimentos de fome; de facto, para quem sofre de bulimia, a parte mais frustrante da doença é o facto de comer em excesso mesmo quando não tem fome.[217,218]

> **DIABULIMIA-**

• Nome incorreto.

• Motivo: Implica uma combinação de diabetes + bulimia. De facto, a restrição de insulina para promover a perda de peso pode fazer parte de *qualquer* tipo de perturbação alimentar, incluindo a anorexia, a bulimia e a perturbação da compulsão alimentar.[219]

> **ICTERÍCIA FISIOLÓGICA**

• Nome incorreto.

• Motivo: Este termo é um pouco incorreto porque, embora haja uma elevação dos níveis de bilirrubina não conjugada, não se observa iterícia "visível" nos recém-nascidos.

• Termo sugerido: hiperbilirrubinemia fisiológica[220]

> **ICTERÍCIA CATARRAL**

• Nome incorreto.

• Justificação: A designação de uma doença pelo seu sinal ou sintoma mais proeminente já não é sustentável, nem é possível supor que a infeção extra-hepática dos canais biliares ou da papila de Vater seja o principal fator de produção deste tipo de iterícia.[5]

> **ICTERÍCIA OBSTRUTIVA**

• Nome incorreto.

• Motivo: Apenas menos de metade dos casos resulta de uma interferência mecânica no fluxo da bílis. Na maioria dos casos, a causa deste tipo de iterícia é uma doença hepática intrínseca.

• Termo sugerido: colestase (descreve de forma mais abrangente os vários distúrbios e a fisiopatologia, que inclui a retenção de bilirrubina de reação direta (conjugada), ácidos biliares e outros componentes da bílis).[18]

> **CIRROSE-**

(a) .

• Nome incorreto.

• Motivo: Derivado da palavra grega "kirrhosis" que significa "amarelo". Nem todos os fígados cirróticos são amarelos.[13]

(b) .

• Designação incorrecta: "Cirrose" biliar primária

• Justificação: A cirrose é definida como o estágio da doença em que há cicatrização generalizada do fígado e aglomerados (nódulos) de hepatócitos que se reproduzem (regeneram) dentro das cicatrizes. Uma vez que a cirrose ocorre apenas na fase mais avançada da CBP, o nome *cirrose* biliar primária é, na verdade, uma designação incorrecta para os doentes nas fases iniciais da doença.

• Termo sugerido: colangite destrutiva crónica não supurativa.[221]

(c) .

• Nome incorreto: AMA (anticorpos antimitocondriais) negativo Cirrose Biliar Primária

• Motivo: Os doentes são tipicamente positivos para anticorpos antinucleares ou anticorpos antimúsculo liso.

• Termo sugerido: Colangite autoimune.[36]

> ÚLCERAS PÉPTICAS -

• Nome incorreto.

• Justificação: É constituída por úlceras *gástricas* e *duodenais*.[223]

> GRIPE ESTOMACAL

• Nome incorreto.

• Justificação: A gripe, influenza, é uma infeção respiratória que afecta os pulmões, ao passo que a doença aqui referida envolve a irritação e a inflamação do estômago e dos intestinos (o trato gastrointestinal), causando vómitos e diarreia.

• Termo sugerido: Gastroenterite.[224]

> CORAÇÃO QUEIMADO-

(a) .

• Nome incorreto.

• Motivo: Não tem nada a ver com o coração. Em vez disso, é causada pelo refluxo do ácido do estômago para o esófago, como acontece na DRGE.[225]

(b) .

• Ideia errada: Fumar ajuda a aliviar a azia.

• Razão: De facto, o consumo de tabaco contribui para a azia. A azia ocorre quando o esfíncter esofágico inferior (EEI) - um músculo entre o esófago e o estômago - relaxa, permitindo que o conteúdo ácido do estômago volte para o esófago. O consumo de cigarros provoca o relaxamento do EEI.[222]

> DOENÇA CELÍACA

• Equívoco: A doença celíaca é uma doença rara da "infância".

• Motivo: A doença celíaca afecta crianças e adultos. Na maioria das vezes, a doença celíaca causa sintomas durante a infância - geralmente diarreia, falhas no crescimento e no desenvolvimento. Mas a doença também pode causar sintomas em adultos.[222]

> CONSTIPAÇÃO-

• Ideia errada: A utilização habitual de clisteres para tratar a obstipação é inofensiva.

• Razão: Com o tempo, os clisteres podem prejudicar a ação muscular natural dos intestinos, tornando-os incapazes de funcionar normalmente.[222]

> SÍNDROME DO CÓLON IRRITÁVEL

• Equívoco: A síndrome do cólon irritável é uma doença.

• Razão: Trata-se de uma perturbação funcional, o que significa que existe um problema na forma como os músculos do intestino funcionam. Embora a síndrome possa causar dor e desconforto consideráveis, não danifica o trato digestivo como as doenças. Além disso, não conduz a doenças digestivas mais graves.[222]

> DIVERTICULOSE-

• Equívoco: A diverticulose é um problema pouco frequente e grave.

• Razão: A grande maioria das pessoas nos países ocidentais com mais de sessenta anos tem a doença, mas apenas uma pequena percentagem apresenta sintomas ou complicações como hemorragia, perfuração do cólon ou diverticulose (infeção).[222]

CAPÍTULO 18

DOENÇAS RENAIS

> DIETA PARA INSUFICIÊNCIA RENAL-

- Nome incorreto.

- Justificação: As pessoas que sofrem de insuficiência renal têm de respeitar certas restrições alimentares, mas estas restrições são determinadas pelo seu nível de função renal e pelos níveis sanguíneos de minerais como o potássio e o fósforo, que têm de ser restringidos na dieta em conformidade.[226]

> UREMIA -

- Nome incorreto.

- Justificação: Implica que a acumulação de ureia é a causa da toxemia, o que não é o caso, a menos que a concentração de ureia seja extremamente elevada.[227]

CAPÍTULO 19

PERTURBAÇÕES RESPIRATÓRIAS

> INFECÇÃO DO TRACTO RESPIRATÓRIO SUPERIOR-

- Nome incorreto.
- Justificação: Os vírus respiratórios infectam todo o sistema respiratório revestido de epitélio respiratório, ou seja, incluindo o trato respiratório inferior.
- Termo sugerido : Infeção do trato respiratório.[228]

> VACINA CONTRA A PNEUMONIA

- Nome incorreto.
- Motivo: A vacina não previne a pneumonia causada pelo pneumococo. No entanto, é cerca de 60-80% eficaz contra a doença pneumocócica invasiva. Além disso, esta vacina não impede a ocorrência de outras pneumonias infecciosas.
- Termo sugerido: Vacina contra a doença pneumocócica invasiva.[229]

> PNEUMONIA POR ASPIRAÇÃO-

- Nome incorreto.
- Razão: Para que os organismos de baixa virulência estabeleçam uma "cabeça de ponte" no parênquima pulmonar, têm de ser aspirados em volumes bastante grandes. Isto pode ocorrer em doentes propensos a aspiração, como os que têm episódios frequentes de perda de consciência (por exemplo, doentes com tendência para convulsões ou alcoolismo) ou que têm perturbações dos mecanismos de deglutição (por exemplo, doentes que sofreram acidentes vasculares cerebrais). Os tipos clássicos de pneumonia bacteriana são causados pela aspiração de pequenas quantidades de organismos altamente virulentos, como o *Streptococcus pneumoniae.* Assim, a utilização do termo "pneumonia de aspiração" torna indistinta a distinção entre estas diferentes entidades, privando o clínico da oportunidade de considerar o diagnóstico de outras doenças mediadas pela aspiração.

• Termo sugerido: Pneumonite por aspiração.[40]

> PNEUMONIA ASSOCIADA À VENTILAÇÃO MECÂNICA-

• Nome incorreto.

• Razão: O ventilador mecânico não é o principal fator de risco para a colonização dos pulmões e a pneumonia. O tubo endotraqueal (TET) parece desempenhar o papel mais importante na patogénese da PAV, ou seja, o TET cria um canal direto para as bactérias chegarem às vias respiratórias inferiores e prejudica grandemente as defesas do hospedeiro.[230]

> PNEUMONIA INTERSTICIAL DESCAMATIVA-

• Nome incorreto.

• Motivo: A caraterística histológica dominante é a acumulação de macrófagos intra-alveolares em vez de pneumócitos descamados.[46]

> BRONQUITE AGUDA-

• Ideia errada: Os antibióticos são administrados para o tratamento da bronquite aguda.

• Motivo: Existem poucas provas de que os antibióticos oferecem alguma vantagem significativa em relação ao placebo. Os antibióticos são prescritos principalmente para satisfazer as expectativas dos doentes. Outra explicação para a prescrição frequente de antibióticos é a falta de distinção entre bronquite aguda e crónica.[32]

> **FEBRE DOS FENOS E FEBRE DAS ROSAS-**

(a) .

• Nome incorreto.

• Motivo: A doença não se deve ao feno ou às rosas e não provoca febre. É o pólen e não o feno que provoca a doença.

• Termo sugerido: rinite alérgica.[231,232]

(b) .

• Ideia errada: Só as plantas com flor causam febre dos fenos.

• Razão: As pessoas que acham que as flores as fazem espirrar estão muitas vezes a reagir a uma irritação química causada pelo perfume da planta e não pelo pólen da flor.[232]

(c) .

• Equívoco: Mudar de casa cura as alergias.

• Justificação: Afastar-se da fonte do alergénio pode proporcionar um alívio temporário, mas se a pessoa já sofre de uma doença como a rinite sazonal perene, que a sensibilizou a alergénios como os ácaros do pó, os bolores e o pelo dos animais, a mudança de posição geográfica pode não fazer grande diferença. Se a pessoa tiver uma alergia sazonal, fugir de um determinado tipo de pólen transportado pelo ar pode ajudar, mas é preciso lembrar que o pólen pode, por vezes, viajar centenas de quilómetros a partir da fonte. Além disso, devido a esta capacidade de deslocação, a febre dos fenos pode ser desencadeada por plantas que nem sequer crescem na sua região geográfica.[232]

(d) .

• Ideia errada: Os animais hipoalergénicos, que são menos susceptíveis de provocar uma reação alérgica, são mais adequados para pessoas com alergias e asma.

• Razão: Na verdade, não existem animais verdadeiramente hipoalergénicos. Mesmo que certas raças não larguem pelo ou não tenham pelo, continuam a segregar alergénios através da pele ou da saliva que desencadeiam uma reação. Estes misturam-se com as partículas de pó da casa e circulam pelo ar ou aderem ao mobiliário e ao ambiente interior, permanecendo durante algum tempo, mesmo depois de o próprio animal ter sido retirado da casa.

> **RINITE NÃO ALÉRGICA-**

- Nome incorreto.

- Justificação: Com exceção da eosinofilia nasal idiopática (síndrome eosinofílica rinítica não alérgica, NARES), estes doentes não apresentam inflamação nasal. Por conseguinte, não há "-ite" na sua doença e as biopsias nasais mostram contagens normais de células na mucosa.

- Termo sugerido: rinite vasomotora.[233]

> **ASMA INDUZIDA PELO EXERCÍCIO-**

- Equívoco.

- Razão: Exceto numa circunstância muito específica, o exercício não causa asma, mas sim desencadeia sintomas asmáticos. A asma clássica desencadeada pelo exercício ocorre geralmente após um esforço vigoroso.[47]

> **ENFISEMA LOBAR CONGÉNITO**

- Nome incorreto.

- Razão: O enfisema é uma designação incorrecta, uma vez que não há destruição dos alvéolos, mas obstrução das vias respiratórias.[234]

> **IDEIAS ERRADAS SOBRE A DOENÇA PULMONAR OBSTRUTIVA CRÓNICA**

(a) .

- Ideia errada : Só os fumadores sofrem de DPOC

- Justificação: Os sintomas da DPOC, como a tosse, a falta de ar e as infecções pulmonares frequentes, estão entre os sintomas mais comuns sentidos pelos fumadores de longa duração, mas outras causas não fumadoras incluem: Algumas formas progressivas de asma , Nascer sem alfa-1 antitripsina , Exposição a gases e fumos no local de trabalho e Exposição intensa ao fumo passivo ou à poluição atmosférica.[235]

(b) .

• Ideia errada: Não existe tratamento para a DPOC.

• Razão: Embora não exista cura para a DPOC, esta pode ser tratada e gerida em muitas pessoas. A eficácia do tratamento da DPOC depende do grau de avanço da doença e de outras doenças que possam estar presentes, como a hipertensão e as doenças cardíacas. Além disso, a progressão da DPOC pode ser abrandada.[235, 52]

> PERITONSILITE-

• Equívoco: voz de batata quente

• Justificativa: As alterações nas frequências formânticas na articulação de /i:/, /a:/ e /u:/ com peritonsilite têm demonstrado uma redução de F1 na articulação de /i:/ e um aumento de F2 na articulação de /a:/ devido às alterações na forma do trato vocal por disfunção da musculatura peritonsilar. Na verdadeira voz de batata quente, no entanto, as alterações são um aumento de F1 e uma redução de F2 na articulação de /i:/ devido à interferência na função anterior da língua pela presença física da batata. Estas alterações na função do trato vocal e nas caraterísticas de ressonância não são sinónimas, pelo que o termo "voz de batata quente" no contexto das alterações vocais consequentes à inflamação peritonsilar é um termo errado.[53]

> TONSILÓLITOS/PEDRAS NAS AMÍGDALAS -

• Nome incorreto.

• Razão: Os cálculos das amígdalas são uma designação incorrecta para partículas de alimentos ou colónias de bactérias nas criptas (reentrâncias) das amígdalas palatinas (amígdalas da garganta).[236]

> DOENÇA PULMONAR INTERSTICIAL-

• Nome incorreto.

• Justificação: O termo "intersticial" é, na verdade, um termo incorreto porque implica que o processo inflamatório se limita especificamente à área entre as membranas basais do epitélio alveolar e do endotélio capilar, enquanto as doenças atualmente agrupadas como "intersticiais" também envolvem frequentemente o epitélio alveolar, o espaço alveolar, a microvasculatura pulmonar e, menos frequentemente, os bronquíolos respiratórios, as vias aéreas maiores e até a pleura.[27]

> DOR DE CABEÇA SINUSAL-

- Nome incorreto.

- Justificação: A única cefaleia relacionada com a doença sinusal, tal como reconhecida pela International Headache Society (IHS), é a cefaleia atribuída à rinossinusite (HARS; secção 11.5 dos critérios da IHS). Muitos doentes a quem é diagnosticada uma cefaleia sinusal e tratados com antibióticos têm uma cefaleia primária, geralmente uma enxaqueca.[50]

> IDEIAS ERRADAS SOBRE O CANCRO DO PULMÃO- [237]

(a) .

- Ideia errada: Só os fumadores têm cancro do pulmão.

- Razão: Na realidade, a maioria das pessoas que desenvolvem cancro do pulmão são ex-fumadores. Dez por cento das pessoas em geral e 20% das mulheres com cancro do pulmão são não fumadores ao longo da vida.

(b) .

- Ideia errada: Morrem mais mulheres de cancro da mama do que de cancro do pulmão.

- Motivo: O cancro do pulmão é uma doença que oferece igualdade de oportunidades. Cerca de metade dos casos de cancro do pulmão ocorrem em mulheres e são mais as mulheres que morrem de cancro do pulmão do que de qualquer outra forma de cancro. Em 2005 (o ano mais recente em que existem estatísticas disponíveis), 69 078 mulheres morreram de cancro do pulmão, enquanto 41 116 morreram de cancro da mama.

(c) .

- Ideia errada: Viver numa cidade poluída é um risco maior do que fumar.

- Justificação: A exposição aos gases de escape dos motores diesel e à poluição atmosférica aumenta o risco de cancro do pulmão; no entanto, o risco é pequeno em comparação com o de fumar.

(d) .

• Ideia errada: Se um doente já tem cancro do pulmão, não vale a pena deixar de fumar.

• Razão: Existem várias razões para deixar de fumar após um diagnóstico de cancro do pulmão. Abandonar o hábito pode aumentar a taxa de sucesso da cirurgia, torna o tratamento mais eficaz e reduz o risco de morte por outras causas que não o cancro do pulmão.

(e) .

• Ideia errada: O cancro do pulmão afecta as pessoas mais velhas.

• Motivo: O cancro do pulmão é mais frequente nas pessoas idosas, mas pode ocorrer em jovens e mesmo em crianças. Uma forma de cancro do pulmão, o cancro bronquioloalveolar (BAC), parece estar a aumentar especialmente entre as mulheres mais jovens que não fumam.

(f).

• Equívoco: os doentes idosos com cancro do pulmão não podem ser submetidos a tratamento

• Razão: A idade cronológica, por si só, não deve determinar se um cancro do pulmão é ou não tratado. Aparentemente, os doentes idosos toleram frequentemente a quimioterapia tão bem como os mais jovens e têm uma qualidade de vida semelhante após a cirurgia. O estado de desempenho (uma medida de quão bem uma pessoa é capaz de realizar as actividades diárias normais) é um melhor indicador de quão bem alguém irá tolerar vários tratamentos.

(g) .

• Ideia errada: A cirurgia provoca a propagação do cancro do pulmão.

• Motivo: A cirurgia não provoca a propagação do cancro do pulmão e, nas fases iniciais do cancro do pulmão, pode oferecer uma oportunidade de cura da doença.

CAPÍTULO 20

DISTÚRBIOS DA PELE

> ACANTOSE NIGRICANS MALIGNA

- Nome incorreto.
- Motivo: A dermatose em si nunca assume um carácter maligno, mas existe uma associação da dermatose com um tumor interno maligno (mais frequentemente carcinomas intrabdominais/gástricos).[12]

> DERMATITE HERPETIFORME-

- Nome incorreto.
- Justificação: Este nome controverso pode implicar um papel da infeção com os vírus do herpes na patogénese da DH, que nunca foi provado.
- Termo sugerido: "dermatite IgA sensível ao glúten / mediada por neutrófilos" (GAND).[94]

> DISPLASIA ECTODÉRMICA-

(a).

- Nome incorreto.
- Justificação: O ectoderma é hipoplásico e não displásico (se a displasia for definida como atipia citológica do epitélio).[238]

(b).

- Designação incorrecta : Síndrome dos dentes e unhas de Witkop
- Justificação: Chitty et al consideram que o termo é um termo incorreto porque o cabelo estava envolvido no relatório original (1965), bem como em relatórios de casos posteriores.[95]

> IMPETIGO HERPETIFORME-

- Nome incorreto.
- Razão: Porque a psoríase pustulosa não é uma infeção (impetigo) nem está

relacionada com o vírus do herpes (herpetiforme).[239]

> LÚPUS ERITEMATOSO

(a) .

- Designação incorrecta: anticoagulante lúpico

- Justificação: Não só são cada vez mais os doentes sem lúpus eritematoso sistémico que têm anticoagulante lúpico, como também é evidente que, embora interfira com o processo de coagulação in vitro, a maioria dos doentes com este inibidor não tem tendência para sangrar in vivo.[25]

(b) .

- Designação incorrecta: lúpus eritematoso neonatal

- Justificação: Estes recém-nascidos não têm lúpus eritematoso sistémico, mas uma constelação de perturbações clínicas associadas a, e provavelmente em parte causadas por, auto-anticorpos que são adquiridos passivamente pelo feto por via transplacentária.[240]

(c) .

- Designação incorrecta : Lupus Eritematoso celular

- Justificação: Porque também acontece com outras doenças.[241]

> SINAL DE AUSPITZ-

- Nome incorreto.

- Justificação: Este sinal foi descoberto pela primeira vez por Devergie Jeune (1860) e Hebra (1845) e não por Heinrich Auspitz.[96]

> EPITELIOMA INTRA-EPIDÉRMICO DE BORST- JADASSOHN-

- Nome incorreto.

- Justificação: Mehregan e Pinkus concluíram que Borst e Jadassohn tinham descrito fenómenos biológicos bastante diferentes e que o termo "epitelioma intra-epidérmico de Borst-Jadassohn" devia ser rejeitado. Consideraram que Borst estava a descrever um carcinoma de células escamosas do lábio que invadia secundariamente a epiderme, e que a lesão de Jadassohn tem uma etiologia mista e que o carcinoma basocelular intraepidérmico raramente ocorre.[96]

> GRANULOMA FACIAL

- Nome incorreto.
- Justificação: Trata-se de um termo incorreto, uma vez que não há formação de granuloma.[96]

> DISQUERATOSE FOLICULAR (DISQUERATOSE CONGÉNITA) -

- Nome incorreto.
- Razão: É um sinónimo de doença de Darier, mas a doença de Darier não afecta apenas a pele, mas também a mucosa oral e as unhas, o que confirma a falsidade do nome disqueratose folicular.[96]

> GESTAÇÕES DE HERPES-

- Nome incorreto.
- Razão: Não tem nada a ver com o vírus do herpes.
- Termo sugerido : Gestações penfigóides.[96]

> SÍNDROME CONGÉNITA DA MACROCEFALIA-CUTIS MARMORATA TELANGIECTASIA (M-CMTC) -

- Nome incorreto.
- Justificação: A mancha de vinho do Porto reticulada ou confluente e as malformações capilares persistentes da face central, mais do que a telangiectasia congénita da cutis mamorata, são as anomalias vasculares cutâneas mais caraterísticas observadas na chamada síndrome M-CTMC.
- Termo sugerido: Macrocefalia - Malformação Capilar (M-CM).[96]

> MONILIASIS-

- Equívoco: sinónimo de Candida

• Justificação: A monilíase refere-se a uma fase dos ascomicetes e não tem nada a ver com o género Candida.[96]

> GRANULOMA PIOGÉNICO

• Nome incorreto.

• Justificação: A doença não é piogénica nem granulomatosa. Trata-se de uma lesão vascular com hemangioma capilar lobular na histologia.[96]

> QUISTO SEBÁCEO

• Nome incorreto.

• Razão: É um termo impróprio para cisto epidérmico ou epidermoide. O quisto é originalmente revestido por epiderme e não de origem sebácea.[96]

> URTICÁRIA PIGMENTOSA

• Nome incorreto.

• Razão: Não existem pápulas e também poucas ou nenhumas lesões pigmentadas.[96]

> POROKERATOSE-

• Nome incorreto.

• Razão: A poroqueratose não tem nada a ver com os poros das glândulas sudoríparas.[96]

> NEVUS COMEDONICUS-

• Nome incorreto.

• Razão: Uma vez que, segundo alguns, os verdadeiros comedões não estão presentes. O nevo comedónico é visto por muitos como um hamartoma proveniente de um mesoderma defeituoso, enquanto outros o consideram um nevo epidérmico que envolve o folículo piloso ou um nevo apendicular dos canais sudoríparos.[96]

> MICROABSCESSO DE PAUTRIER-

• Nome incorreto.

• Justificação: No linfoma cutâneo de células T, existe uma coleção de linfócitos atípicos na epiderme. Trata-se de uma designação incorrecta, uma vez que um abcesso se refere a uma coleção de neutrófilos.[96]

> SCLEREDEMA-

• Nome incorreto.

• Justificação: Uma vez que, histologicamente, não há esclerose nem edema, mas sim derme espessada com deposição de mucina entre os feixes de colagénio.[96]

> TINEA VERSICOLOR-

• Nome incorreto.

• Motivo: Esta doença não é causada por um dos três géneros de Tinea.

• Termo sugerido : Pitiríase Versicolor[96]

> PSORÍASE-

• Equívoco e erro de conceção.

• Razão: O nome psoríase deriva do grego "psora", que significa comichão. Este termo é um equívoco nos doentes em que a comichão não é uma caraterística.[242]

> SCLERODERMA-

• Nome incorreto.

• Razão: Por conseguinte, os efeitos da doença não se limitam à pele, como se pensava inicialmente, mas estão espalhados por todo o corpo, pelo que o termo esclerodermia é um termo incorreto. Para além da pele, as principais estruturas clinicamente afectadas são o músculo esquelético, o sistema alimentar, especialmente o esófago, os pulmões, os rins, as glândulas endócrinas, os ossos, as articulações e o coração.[9]

> MILIUM COLOIDAL ADULTO-

• Nome incorreto.

• Razão: Doença cutânea causada pela luz solar (forma clínica distinta de elastose solar grave), comum em Phoenix, Arizona, "O Vale do Sol", que se apresenta clinicamente como pápulas assintomáticas, brilhantes, lisas e firmes, com 1 a 10 mm de diâmetro, envolvendo a pele cronicamente danificada pelo sol em adultos. As pápulas são geralmente múltiplas, mas podem ser solitárias, com várias colorações.

• Termo sugerido: elastose papular.[38]

> LINFANGIOMA CIRCUNSCRITO-

• Nome incorreto.

• Motivo: Não se trata de um verdadeiro tumor, mas sim de uma malformação congénita dos linfáticos superficiais.[24]

CAPÍTULO 21

TERMOS / CLASSIFICAÇÕES A ACRESCENTAR

> SICOSE HERPÉTICA -

[a acrescentar na rubrica Infecções pelo vírus Herpes Simplex].

- Infeção após o barbear devido a autoinoculação folicular.
- Caracterizada por erupções vesiculopustulosas.[244]

> PENFIGÓIDE GESTACIONAL -

[a acrescentar como um tipo de penfigoide].

- O penfigoide gestacional (PG) é uma dermatose bolhosa autoimune rara da gravidez.
- A doença foi originalmente denominada herpes gestacional com base na caraterística morfológica herpetiforme das bolhas, mas este termo é um equívoco porque o PG não está relacionado ou associado a qualquer infeção ativa ou prévia pelo vírus do herpes.
- O PG manifesta-se tipicamente durante o final da gravidez, com um início abrupto de pápulas urticariformes extremamente pruriginosas e bolhas no abdómen e no tronco, mas as lesões podem aparecer em qualquer altura da gravidez e podem ocorrer crises dramáticas durante ou imediatamente após o parto. Normalmente, a doença resolve-se espontaneamente no espaço de semanas a meses após o parto.[245]

> HEMANGIOMA EM CARACOL -

[a acrescentar como um tipo de hemangioma]

- Nome incorreto.

• Justificação: A HH não é uma lesão neoplásica e não deriva de vasos sanguíneos. Em vez disso, representa uma malformação linfática superficial com tendência para formar depósitos de hemossiderina a partir de eritrócitos extravasados.

❖ Termo sugerido: malformação linfática hemossiderótica superficial.[246]

CLASSIFICAÇÕES SUGERIDAS PARA AS LESÕES ULCERATIVAS E VESICULOBOLHOSAS DA CAVIDADE ORAL-

(A).[247]

❖ **Úlceras orais de etiologia traumática:**

➢ Devido a traumas físicos

➢ Devido a produtos químicos

❖ **Sialometaplasia necrosante**

❖ **Devido a doenças virais:**

➢ HSV 1 E 2

➢ EBV

➢ CMV

➢ HHV8

➢ VIH

❖ **Devido a doenças bacterianas:**

➢ Gengivite ulcerativa necrosante aguda

➢ Treponema Pallidum

❖ **Devido a uma infeção por micobactérias** (Mycobacterium tuberculosis)

❖ **Devido a infecções por fungos e leveduras:**

- Candida albicans
- Aspergillus fumigatum
- Histoplasma capsulatum

- **Devido a uma infeção parasitária :**

Leishmaniose

- **Úlceras idiopáticas:**

- Estomatite Apática Recorrente
- Doença de Behçet

- **Úlceras orais relacionadas com doenças sistémicas:**

- Doença do TGI-
  - Enteropatia sensível ao glúten
  - Doença de Crohn e afecções associadas
  - Colite ulcerosa
  - Bulimia Nervosa
- Dermatológico
  - Líquen plano
  - Dermatite herpetiforme

- **Devido a malignidade:**

- Carcinoma de células escamosas
- Linfoma não Hodgkin

- **Devido à terapia medicamentosa :**

- Devido a Neutropenia induzida por medicamentos
- Reação liquenoide
- Pênfigo
- Lúpus Eritematoso
- Dermatoses IgA

❖ **Devido a uma fibrose submucosa oral incipiente**

(B).[248]

❖ **ACÚSTICO-**

- Traumatismos (físicos, químicos ou térmicos)
- Estomatite Apática Recorrente
- Síndrome de Behcet
- Infeção pelo vírus do herpes
- Herpangina
- Fibrose submucosa oral incipiente

❖ **CRÓNICA**

- > Trauma
- Infeção (viral, bacteriana, fúngica)
- Neoplasia
- Sialometaplasia necrosante

❖ **GENERALIZADO**

- > Estomatite de contacto
- Mucosite por radiação

- Quimioterapia contra o cancro

- **DOENÇAS DERMATOLÓGICAS**

- > Eritema multiforme

- Líquen plano

- Penfigoide benigno da membrana mucosa e Penfigoide bolhoso

- Pênfigo vulgar

CONCLUSÃO

"Um homem não sabe o que sabe até saber o que não sabe. "

Qualquer profissional ou académico de sucesso deve ter uma compreensão concreta da terminologia médica e dentária.

Os equívocos em medicina oral resultam principalmente de:

- Interpretações erróneas e/ou traduções imprecisas das origens gregas e latinas dos termos médicos e dentários.
- Incompreensão da etiologia subjacente, da patogénese e/ou das caraterísticas histopatológicas de determinadas lesões.
- Epónimos inexactos e/ou enganadores.

Os termos incorrectos não estão cientificamente comprovados, não são significativos e podem também induzir em erro os profissionais. O termo para uma doença específica denota o verdadeiro processo da doença, é mais compreensível e dá uma pista adequada no domínio da medicina. Muitos de nós não ignoram estes termos e conceitos errados, mas estão habituados a eles. Apesar de sabermos que são incorrectos, continuamos a utilizar estes termos por uma questão de conveniência ou por falta de alternativas adequadas.

Esta é uma tentativa de correção destes termos e conceitos errados no domínio da medicina oral, na medida em que a literatura está disponível. No entanto, o mesmo processo deve continuar no futuro para eliminar todos os restantes conceitos errados e equívocos, de modo a que a qualidade e a exatidão deste campo específico possam ser melhoradas.

BIBLIOGRAFIA

1. Subramanyam RV. Misnomers in Oral Pathology. Oral Dis. 2010; 16(8):740- 6.

2. Rachappa M, Triveni M. Hemangioma capilar ou granuloma piogénico: Um dilema de diagnóstico. Contemp Clin Dent. 2010; 1(2): 119-122.

3. Vastardis H. A genética da agenesia dentária humana: Novas descobertas para a compreensão das anomalias dentárias. Am J Orthod Dentofacial Orthop. 2000; 117 (6).

4. Colp R. The Relation of the Submaxillary Salivary Gland to Infections of the Submaxillary Triangle of the Neck (A relação da glândula salivar submaxilar com as infecções do triângulo submaxilar do pescoço). Ann Surg. 1925 março; 81(3): 611-621.

5. Chas, Heyd CG. Degeneração aguda do fígado: Treatment by Cholecystogastrotomy. Am J Dig Dis 1934; 1(2): 203-206.

6. Ross JR, Hawke WA, Brown A. Gargoylism Relato de quatro casos. Arch Dis Child. 1941; 16(85): 71-80.

7. Segerdahl E. Anemia perniciosa da gravidez. Um estudo clínico e hematológico. Ata Medica Scandinavica 1941; 108: 483-501.

8. Roberts AM, Askey JM. Arterite Temporal: Alívio da dor de cabeça por injeção de hidrocoreto de procaína. J Am Med Assoc. 1948; 137(8):697.

9. Oram S, Strokes W. The Heart in Scleroderma. Br Heart J. 1961; 23(3):243- 259.

10. Fisher ER, Wechsler H. Mioblastoma de células granulares - uma designação incorrecta. Provas microscópicas electrónicas e histoquímicas relativas à sua derivação e natureza das células de schwann (schwannoma de células granulares). Cancro 1962, 15: 936-954.

11. Heffner RR, Solitare GB. Telangiectasia hemorrágica hereditária: observações neuropatológicas. J Neurol Neurosurg Psychiatry. 1969; 32(6): 604-608.

12. Gautam HP. Malignant Acanthosis Nigricans Associated with Squamous Cell Carcinoma of Bronchus. Ann Thorac Surg 1969; 7:481-485.

13. Tokuhata GK, Digon E, Ramaswamy K. Alcohol sales and socioeconomic factors related to cirrhosis of the liver mortality in Pennsylvania (Venda de álcool e factores socioeconómicos relacionados com a mortalidade por cirrose hepática na Pensilvânia). HSMHA Health Rep. 1971; 86(3): 253-264.

1 4.Scholnick P, Marver HS, Schmid R. Erythropoietic protoporphyria: evidence for multiple sites of excess protoporphyrin formation. J Clin Invest. 1971; 50(1):203-7.

1 5.Hussey HH.Tardive Dyskinesias. JAMA. 1974; 228(8):1030.

1 6.Ikins PM, Aust JC, Webb WR. Complicações pulmonares na hipogamaglobulinemia adquirida primária: considerações cirúrgicas. Ann Thorac Surg. 1976; 22(1):29-35.

17. Bruch H. Tratamento da anorexia nervosa. Int J Psychoanal Psychother. 19821983; 9:303-12.

18. Gartner LM. Colestase do recém-nascido (iterícia obstrutiva). PEDIATRIA EM REVISÃO 1983; 5(6):163-71.

19. McSherry JA. Myths about infectious mononucleosis. CMAJ 1983; 128:645646.

20. Miettinen M, Virtanen I. Synovial Sarcoma-a misnomer. Am J Pathol. 1984; 117(1): 18-25.

21. Thompson HH, Pitt HA, Lewin KJ, Longmire WP Jr. Sclerosing cholangitis and histiocytosis X. Gut. 1984; 25(5):526-30.

22. Page DG, Svirsky JA, Kaugars GE. Nevo de Ota com envolvimento palatal associado. Oral Surg Oral Med Oral Pathol. 1985; 59(3):282-4.

23. Estrov Z, Grunberger T, Chan HS, Freedman MH. Leucemia mieloide crónica juvenil: caraterização da doença através de culturas de células. Blood. 1986; 67(5):1382-7.

24. McGeady SJ. Hipogamaglobulinemia transitória da infância: necessidade de reconsiderar o nome e a definição. J Pediatr. 1987; 110(1):47-50.

25. Wong RW, Chan JK, Wong KL. Lupus anticoagulante - um duplo nome errado.

Asian Pac J Allergy Immunol. 1987; 5(2):161-5.

26. Campos G. Ameloblastoma, um paradoxo comportamental e histológico (uma abordagem filosófica). Braz Dent J. 1990; 1(1):5-15.

27. DePaso WJ, Winterbauer RH. Doença pulmonar intersticial. Dis Mon. 1991; 37(2):61-133.

28. Pearce JM. Cefaleia em salvas e suas variantes. Postgrad Med J. 1992; 68(801): 517-521.

29. Morgan MW, Slit IE. Blastomicose humana e canina: Uma infeção de origem comum. Can J Infect Dis. 1996;7(2):147-51.

30. Dias G, Tayles N. "Cavidade de abcesso" - uma designação incorrecta. Int. J. Osteoarchaeol.1997; 7: 548-554.

31. Davey DA. Osteoporose na prática clínica - densitometria óssea e risco de fratura. S Afr Med J. 1998; 88(11):1419-23.

32. Hueston WJ, Mainous AG 3rd. Acute Bronchitis (Bronquite aguda). Am Fam Physician. 1998; 57(6):1270-6, 1281-2.

33. Rowland R. Necrotising Ulcerative Gingivitis. Ann. Periodontol. 1999; 4(1):65-73.

34. Gangopadhyay KA. Síndrome de hipoplasia dérmica focal. Indian J Dermatol Venereol Leprol 1999; 65: 281-2.

35. Advent N, Reid M. The Rh Blood Group System: a review. Blood 2000; 95(2): 375-387.

36. Prince MI, Jones DE. Primary biliary cirrhosis: new perspectives in diagnosis and treatment. Postgrad Med J. 2000; 76(894):199-206.

37. Bénichou OD, Laredo JD, de Vernejoul MC. Osteopetrose autossómica dominante tipo II (doença de Albers-Schönberg): manifestações clínicas e radiológicas em 42 doentes. Bone. 2000; 26(1):87-93.

38. Kwittken J. Elastose papular. Cutis. 2000; 66(1):81-3.

39. Morales A, Heaton JP, Carson CC 3rd. Andropausa: um nome errado para uma verdadeira entidade clínica. J Urol. 2000; 163(3):705-12.

40. Jurado RL, Franco-Paredes C. Pneumonia por aspiração: Um erro de designação. Clin Infect Dis. 2001; 33 (9):1612-1613.

41. McCall AL, Allison N, Stephens E. The Monitoring of Metabolic Control for Patients With Diabetes Mellitus (Monitorização do Controlo Metabólico de Pacientes com Diabetes Mellitus). LabMedicine 2001; 32: 378-383.

42. Terzolo M, Reimondo G, Ali A, Bovio S, Daffara F, Paccotti P, Angeli A. Ectopic ACTH syndrome: molecular bases and clinical heterogeneity. Ann Oncol. 2001; 12 Suppl 2:S83-7.

43. Duntas LH. Subclinical hypothyroidism: a misnomer in search of a new name.Thyroid. 2001; 11(4):361-2.

44. Neville B W, Day TA. Cancro oral e lesões pré-cancerosas. CA: A Cancer Journal for Clinicians 2002; 52: 195-215.

45. Young NS. Anemia Aplástica Adquirida. Ann Intern Med. 2002; 136(7):534- 546.

46. Wittram C, Mark EJ, McLoud TC.CT-histologic correlation of the ATS/ERS 2002 classification of idiopathic interstitial pneumonias. Radiographics. 2003; 23(5):1057-71.

47. Millard MW. Dissipar os mitos sobre o exercício e a asma. Proc (Bayl Univ Med Cent). 2003; 16(4): 388-391.

48. Albers JW, Fink JK. Neuropatia Porfírica. Muscle Nerve. 2004; 30(4):410- 22.

49. Auluck A, Pai KM. (Mis)Interpretations of leukoplakia. J Can Dent Assoc. 2005; 71(4):237-8.

50. Gupta M, Silberstein SD. Opções terapêuticas no tratamento da cefaleia atribuída à rinossinusite. Expert Opin Pharmacother. 2005;6(5):715-22.

51. McElroy JY, Gorens ME, Jackson LN, Stigger D, Becker T, Sheiner E. Actinomyces israelii May Produce Vulvar Lesions Suspicious for Malignancy. Infect

Dis Obstet Gynecol. 2006; 2006: 48269.

52. Adams SG. Myths and Misconceptions about COPD- a new look at an old disease. US Resp J. 2006; 61-63.

53. Bhutta MF, Worley GA, Harries ML. "Voz de batata quente" na peritonsilite: um termo errado. J Voice. 2006; 20(4):616-22.

54. Jafarzadeh H, Sanatkhani M, Mohtasham N. Oral pyogenic granuloma: a review. J Oral Sci. 2006; 48(4):167-75.

55. Bhalla A, Suri V, Singh V. Malarial hepatopathy. J Postgrad Med. 2006; 52(4):315-20.

5 6.Salgado LR, Fragoso MC, Knoepfelmacher M, Machado MC, Domenice S et al. Ectopic ACTH syndrome: our experience with 25 cases. Eur J Endocrinol. 2006; 155(5):725-33.

57. Elliott P. Doença de Anderson-Fabry: um importante diagnóstico diferencial em pacientes com hipertrofia ventricular esquerda inexplicada. Heart Metab. 2006; 33:25-29.

58. Müller-Quernheim JM, Vollmer E, Galle J. Botryomycosis brônquica secundária devido à aspiração de corpo estranho. Monaldi Arch Chest Dis. 2007; 67(2):119-21.

59. Fancher TL, Kamboj A, Onate J. Interpretação dos testes de função hepática. J Fam Practice 2007; 6(5).

60. Balistreri WF.Distúrbios hereditários do transporte ou da síntese de ácidos biliares. Gastroenterol Hepatol (N Y). 2007; 3(5): 343-345.

61. Jafarzadeh H, Abbott PV. Dilaceração: revisão de um desafio endodôntico. J Endod. 2007; 33(9):1025-30.

62. Alani A, Bishop K. Dens invaginatus. Parte 1: classificação, prevalência e etiologia. Int Endod J. 2008; 41(12):1123-36.

63. Leroux E, Ducros A. Cefaleia em salvas. Orphanet J Rare Dis. 2008; 3: 20.

64. Dalakas MC. Avanços Terapêuticos e Perspectivas Futuras nas Miopatias

Inflamatórias Imunomediadas. Ther Adv Neurol Disord. 2008; 1(3): 157-166.

65. Khozouz RF, Huq SZ, Perry MC. Doença hepática induzida por radiação. JCO 2008; 26(29): 4844-4845.

66. Cotton MF, Ines S, Jaspan H, Madide A, Rabie H. Management of Upper Respiratory Tract Infections in Children (Gestão de Infecções do Trato Respiratório Superior em Crianças). SA Fam Pract 2008; 50(2):6-12.

67. Rodriguez-Fernandez J, Mateos-Micas M, Martinez-Tello FJ, Berjon J, Montalvo JJ, Forteza-Gonzalez G et al.Metastatic benign pleomorphic adenoma. Relato de um caso e revisão da literatura. Med Oral Patol Oral Cir Bucal. 2008; 13(3):E193-6.

68. Nosrati N, Harting MS, Yang DJ, Shen YA, Maender JL, Jogi RP et al. Dermatology misnomers. Dermatology Online Journal 2008; 14 (1): 22. Disponível em: URL: http://dermatology.cdlib.org/141/correspondence/misnomers/nosrati.html

69. Madras J, Lapointe H. Tumor odontogénico queratocístico: reclassificação do queratocisto odontogénico de quisto para tumor. J Can Dent Assoc. 2008 ; 74(2):165-165h.

70. Gelderblom H, Hogendoorn PC, Dijkstra SD et al. The clinical approach towards chondrosarcoma. Oncologist. 2008; 13(3):320-9.

71. Al-Agha OM, Igbokwe AA. Histiocitoma fibroso maligno: entre o passado e o presente. Arch Pathol Lab Med. 2008; 132(6): 1030-5.

72. Klein I. O hipertiroidismo subclínico é um termo errado? [editorial]. Fam Prac News 2008.

73. Mahajan S, Dang H, Gupta RK. Myositis Ossificans Progressiva. O Jornal da Internet de Cirurgia Ortopédica. 2008; 10 (2). Disponível em: URL: http://archive.ispub.com/journal/the-internet-journal-of-orthopedic- surgery/volume-10-number-2/myositis-ossificans- progressiva.html#sthash .7wRbBuEh .dpb s.

74. Kachewar S, Singh H, Bhadane S, Khandelwal A, Pawar A. Lipoid Proteinosis. Artigo de revisão. Jornal Nepal de Neurociência 2009; 6: 5-8.

75. Graff-Radford SB. Dor facial. Neurologist. 2009; 15(4):171-7.

76. Michael JA, Townsend GC, Greenwood LF, Kaidonis JA. Abfracção: separar o facto da ficção. Aust Dent J. 2009; 54(1):2-8.

77. Mehta PA, Dubrey SW. Insuficiência cardíaca de alto débito. QJM. 2009; 102(4):235-41.

78. Fishbein GA, Fishbein MC. Arteriosclerose: repensar a classificação atual. Arch Pathol Lab Med. 2009; 133(8):1309-16.

79. Gondivkar SM, Gadbail A, Chole R. Tumor oral da gravidez. Contemp Clin Dent. 2010; 1(3): 190-192.

80. Kuhmichel A, Bouloux GF. Cistos ósseos traumáticos multifocais: relato de caso e reflexões atuais sobre a etiologia. J Oral Maxillofac Surg. 2010; 68(1):208-12.

81. Ganem D. KSHV and the pathogenesis of Kaposi sarcoma: listening to human biology and medicine. J Clin Invest. 2010; 120(4):939-949.

82. Kolte AP, Kolte RA, Shrirao TS. Crescimentos fibrosos focais: Uma série de casos e revisão da literatura. Contemp Clin Dent. 2010; 1(4): 271-274.

8 3.Seethala RR, Johnson JT, Barnes EL, Myers EN. Polymorphous low-grade adenocarcinoma: the University of Pittsburgh experience. Arch Otolaryngol Head Neck Surg. 2010; 136(4):385-92.

84. Whyte MP. Physiological role of alkaline phosphatase explored in hypophosphatasia (Papel fisiológico da fosfatase alcalina explorada na hipofosfatasia). Ann N Y Acad Sci. 2010; 1192:190-200.

85. Maize JC Jr, Costner M. Tumid lupus erythematosus: a form of lupus erythematosus. Arch Dermatol. 2010; 146(4):451.

8 6.Sabra AA, Taha AZ, Al-Zubier AG, Al-Kurashi NY. Misconceptions about diabetes mellitus among adult male attendees of primary health care centres in Eastern Saudi Arabia. SA Fam Pract 2010; 52(4):344-349.

87. Mertens F, Romeo S, Bovée JV, Tirabosco R et al. Reclassificação e subtipagem

do chamado histiocitoma fibroso maligno do osso: comparação com caraterísticas citogenéticas. Clin Sarcoma Res. 2011; 1(1):10.

88. Macfarlane D, Yu N, Leese G. Hiperparatiroidismo primário ligeiro: um nome errado? Expert Rev. Endocrinol. Metab. 2011; 6(6):747-749.

89. Burrow TA, Barnes S, Grabowski GA. Prevalência e gestão da doença de Gaucher. Pediatric Health, Medicine and Therapeutics 2011:2 59-73.

9 0.Stretzer E. Identificar os factores de risco para a osteoporose em mulheres jovens. The Internet Journal of Allied Health Sciences and Practice 2011; 9(4).

91. Vecchiarelli A, Pericolini E, Gabrielli E et al. Cryptococcus neoformans galactoxylomannan é um potente imunomodulador negativo, inspirando novas abordagens na imunoterapia anti-inflamatória. Immunotherapy. 2011; 3(8):997-1005.

92. Karthik R. Hiperparatiroidismo primário. J Assoc Physicians India. 2012; 60:53-4.

93. Bansal A, Bhatnagar A, Saxena S. Ameloblastoma de células granulares com metástases. J Oral Maxillofac Pathol. 2012; 16(1): 122 -124.

94. Gornowicz-Porowska J, Seraszek-Jaros A, Kaczmarek E, Dmochowski M, Bowszyc-Dmochowska M. Os auto-anticorpos IgA contra os não-péptidos de gliadina, a transglutaminase tecidular e a transglutaminase epidérmica estão associados, mas não estão relacionados com a expressão de elastase de neutrófilos na pele lesionada na dermatite herpetiforme humana. Progress Derm Alergol 2012; 29(4): 233-239.

95. Khurana VK, Gupta RK, Kumar LP. Síndrome de Witkop: Um relato de caso de uma família afetada. Dermatol Online J. 2012; 18(6):2.

96. Alhathlool A. Misnomers in Dermatology (Erros em Dermatologia). GJDV 2012; 19(2):28-31.

9 7.Shafer WG, Hine MK, Levy BM. Um livro didático de patologia oral. 6th ed. Nova Deli: Rajendran e Sivapathasundharam, 2009.

98. Dorland WAN. Dorland's Illustrated Medical Dictionary, 31st ed. Philadelphia:

WB Saunders , 2007.

99. Gennaro AR, Gould MG. Dicionário Médico Gould de Blakiston. 4th ed. Toronto: McGraw-Hill, 1979.

100. "Cistos - Epidermoide e Pilar - Associação Britânica de Dermatologistas". novembro de 2010.

101. Greenberg M, Glick M, Ship J. Burket's Oral Medicine, 11ª ed., Ontário: BC Decker Inc.; 2008. Ontário: BC Decker Inc; 2008.

102. Misnomers in Medicine [homepage online]. [cited 2012 October 3]. Disponível em: URL: http://medicalmisnomers.blogspot.in/.

103. Ryan K, Ray C, Ahmad N, Peterson E. Sherrris Medical Microbiology, 5th ed. [n.p.] McGraw Hill Companies Inc;2010.

104. Kwon-Chung KJ, Bennett JE. Mucormicose. In: Cann C, ed. Medical Mycology. Lea & Febiger; 1992:524-59; Rippon JW. Zygomycosis. In: Wonsiewicz M, ed. Medical Mycology. The Pathogenic Fungi and the Pathogenic Actinomycetes. 3a ed. Philadelphia, Pa: W.B. Saunders; 1998:681-713.

105. Schachner L, Hansen R, editores. Pediatric Dermatology [online]. [n.p.] Mosby; [n.d.]

106. Ktenas P. Oral Squamous Carcinoma [dissertação online]. Sydney : Universidade de Sydney ; 1987 [citado 2013 fevereiro 12]. Disponível em: URL: http://www.docstoc.com/docs/27143877/ORAL-SQUAMOUS- CARCINOMA-By-Paul-Ktenas-BDS-University-of.

107. Misnomers in Medicine [homepage online]. [cited 2013 February 19]. Disponível em: URL: http://medicalmisnomers.blogspot.in/2008/09/neonatal- lupus-erythematosus-nle.html

108. Wikipédia [em linha]. [cited 2013 February 19]. Disponível em: URL: http://en.wikipedia.org/wiki/Systemic_lupus_erythematosus

109. Expert Consult [online]. [cited 2013 February 10]. Available from: URL:

http://www.expertconsultbook.com/expertconsult/ob/book.do?method=display &type=bookPage&decorator=none&eid=4-u1.0-B978-1-4377-0792-2..50030-4--cesec7&isbn=978-1 -4377-0792-2.

110. Swanson N, Grekin R. Recognition and Treatment of Skin Lesions (Reconhecimento e tratamento de lesões cutâneas). Em: Cummings CW, Frederickson JM, Harker LA, Krause CJ, Richardson MA, Schuller DE, editores. Otolaryngology Head & Neck Surgery, vol.1 , 3rd ed. Maryland : Mosby ; 1998 : 413-430.

111. Anónimo. Carta ao editor. Arch Dermatol 1977; 113:986.

112. Knowles D. Neoplastic Haemopathology. 2nd ed. Philadelphia: Lippincott Williams & Wilkins ; 2001.

113. Vascular Birthmarks Foundation [homepage online]. Disponível em : URL : http : //birthmark.org/node/116.

114. Damron T. Chondroblastoma [online]. [n.p.] : Damron; 2012. [cited 2012 February 6]. Disponível em : URL http://emedicine.medscape.com/article/1254949-overview

115. Lentz G, Lobo R, Gershenson D et al. Comprehensive Gynaecology. Philadelphia: Mosby; 2012.

116. Daftari S, Patki A. Reproductive Endocrinology & Infertility (Endocrinologia Reprodutiva e Infertilidade). Nova Deli: BI Publications; 2009.

117. Guandalini S, editor. Textbook of Paediatric Gastroenterology & Nutrition. London: Taylor & Francis e-library ; 2005.

118. Lymphedema People [homepage online]. [cited 2012 June 14]. Disponível em:URL:http://www.lymphedemapeople.com/thesite/lymphedema_stewartreves_syndrome.htm.

119. Pagon RA, Bird TD, Dolan CR, et al., editores. GeneReviews [Internet]. [cited 2011 August 18]. Disponível em: URL: http://www.ncbi.nlm.nih.gov/books/NBK1201/.

120. Pathology Networks [homepage online]. Mills S; 2010. [cited 2010 October6]. Disponível em: URL: http:// networks.lww.com/pathology/blog/pnblog/pages/post.aspx?PostID=23.

121. Nan AK. Undergraduate Surgery. Kolkata: Academic Publishers; 2007.

122. Quatrromani F, Landal G, Lampe R. Paediatric Imaging- Rapid Fire Questions & Answers. Nova Iorque: Hiscock; 2008.

123. Cistos Mandibulares e Tumores Odontogénicos [online]. [citado 2013 janeiro 28]; Disponível em: URL: http://oralmaxillo-facialsurgery.blogspot.in/2010/05/mandibular-cysts-and-odontogenic- tumors.html.

124. Shear M, Speight P. Cysts of the Oral and Maxillofacial Regions,4th ed. Singapura: Blackwell Munksgaard ;2007.

125. Med Eponyms [homepage online]. [cited 2013 February 10]. Disponível em: URL: http://www.medeponyms.com/entry/22/.

126. Kumar V, Abbas AK, Fausto N, Mitchell R, editores. Robbins Basic Pathology, 9th ed. Philadelphia: Elsevier: 2013.

127. Glândula Paratireoide e Doenças. In: Attia P. Hopkins General Surgery Review Manual. 2005 [online]. Disponível em: URL: http://www.med.unc.edu/surgery/education/files/articles/Hopkins%20Review. pdf.

128. Gaeta GM. Neoplasias das glândulas salivares [online]. Disponível em: URL: http://www.giovannimariagaeta.it/index.php?option=com_content&view=artic le&id=211:salivary-gland neoplasms&catid=36:patologiaorale&Itemid=128.

129. Russo T. Agentes da Actinomicose. In: Mandell GL, Benett JE, Dolin R, editores. Principles and Practice of Infectious Disease, 4th ed. Nova Iorque: Churchill Livingstone; 1995. pp. 2280-2288.

130. Anon. Tuberculose "totalmente resistente aos medicamentos" é um termo errado, dizem os cientistas [editorial]. IRIN News 2012. [online]. [cited 2013 February 2]. Disponível em: URL: http://www.asianscientist.com/features/totally-drug-resistant-tuberculosis-a-misnomer-who-2012.

131. Kidd AM. Essentials of Dental Caries: The Disease and Its Management, 3rd ed. New York: Oxford University Press Inc.; 2005.

132. Burchard H. A text-book of dental pathology and therapeutics, including pharmacology; being a treatise on the principles and practice of dental medicine for students and practitioners [online]. [citado em 7 de fevereiro de 2013].

Disponível em: URL: http://www.ebooksread.com/authors-eng/henry-h- burchard/a-text-book-of-dental-pathology-and-therapeutics-including- pharmacology-being--cru/page-39-a-text-book-of-dental-pathology-and- therapeutics-including-pharmacology-being--cru.shtml.

133. Pashley D, Walton R, Slavkin H. HISTOLOGIA E FISIOLOGIA DA POLPA DENTAL. Em: Ingle JI, Bakland LK, editores. Endodontia, 5th ed. Ontário: BC Decker Inc.; 2002.

134. Langland OE, Langlais RP, Preece JW. Priciples of Dental Imaging , 2nd ed. Maryland: Lippincott Williams Wilkins; 2002.

135. Varun. Glossário de termos de prostodontia [online]. [cited 2013 February 8]. Disponível em: URL: http://www.juniordentist.com/gpt-terms-p.html.

136. Fadel HT. Estudos sobre as associações entre a cárie dentária,

Doença periodontal e diferentes condições sistémicas [dissertação online]. Gothenburg: University of Gothenburg; 2012 [citar 2013 fevereiro 6]. Disponível em :

URL:https://gupea.ub.gu.se/bitstream/2077/28483/1/gupea_2077_28483_1.pd f.

137. Anónimo. Ranger os dentes [online]. [cited 2011 August 18]. Disponível em: URL: http://blog.generationsdental.com/?p=47.

138. Pashley D, Walton R, Slavkin H.HISTOLOGIA E FISIOLOGIA DA POLPA DENTAL. In: Ingle, Bakland, Baumgartner. Ingle's Endodontics, 6th ed. Ontário: BC Decker Inc. ; 2008.

139. Murr A. Maxillofacial Trauma [online]. [cited 2011 November 20]. Disponível

em: URL: http://www.mhprofessional.com/downloads/products/0071624392/lalwani_ch 08_maxiloofacial-trauma.pdf.

140. Garg N, Garg A. Textbook of Endodontics, 2nd ed. Nova Deli: Jaypee Brothers Medical Publishers; 2010.

141. Powell L. Common allergies myths & misconceptions [online] . 2011 [citado 2012 novembro 11]. Disponível em: URL: http://www.health24.com/medical/Condition_centres/777-792-4402- 4408,17639.asp.

142. Robert B. Lufkin, Alexandra Borges, M.D., Robert B. Lufkin Alexandra Borges Pablo Villablanca. Atlas didático de imagens de cabeça e pescoço: Teaching Atlas Series. Nova Iorque: Jane Pennington; 2000.

143. Autoimunidade. In: Paniker CKJ, editor. Ananthnarayan & Paniker's Textbook of Microbiology, 7th ed.

144. Medify [homepage online]. [citado 2013 janeiro 5]; Disponível em: URL: https://www.medify.com/insights/article/22241707/ophthalmoplegic- migraine-or-recurrent-ophthalmoplegic-cranial-neuropathy-new-cases-and-a- systematic-review.

145. Migraine Action [online]. [citado 2013 janeiro 7]; Disponível em: URL: http://www.nhs.uk/ipgmedia/national/migraine%20action/assets/whatkindofhe adachedoyouhave.pdf.

146. Dicionário Webster do Novo Mundo. Cleveland: The World Publishing Company. 1968.

147. Adoga AS, John EN. SÍNDROME DE FREY COMPLICANDO PAROTIDECTOMIA: UM RELATO DE CASO E REVISÃO DA LITERATURA [online]. [citado 2013 janeiro 19]; Disponível em: URL: www.ajol.info/index.php/jjm/article/download/55099/43572.

148. Horowitz S. Síndrome de dor regional complexa: Nota histórica e nomenclatura [online]. [cited 2013 January 19]. Disponível em: URL: http://www.medmerits.com/index.php/article/complex_regional_pain_syndro me/P1.

149. MacGregor A, Frith A, editores.ABC of Headache. Singapura: Blackwell Publishing Ltd; 2009.

150. Brooks J. Ocular Anomalies Associated with Syndromes of the Head & Neck [online]. [cited 2013 January 29]. Disponível em: URL: www.dental.umaryland.edu/.../CEInsert%20_Spring%202009_1.pdf.

151. Harris J. Meniere's Disease (Doença de Ménière). The Hague: Kugler Publications; 1999.

152. Centro de Informação sobre a Doença de Ménière [em linha]. [citado em 10 de janeiro de 2013]. Disponível em: URL: http://www.menieresinfo.com/index.html.

153. Emery A. Muscular Dystrophy (Distrofia muscular). New York: Oxford; 2008.

154. Goldenberg W. Myasthenia Gravis [online]. [cited 2013 January 6]. Disponível em: URL: http://misc.medscape.com/pi/android/medscapeapp/html/A1171206-business.html.

155. Neurotalk [homepage online]. [citado 2013 janeiro 9]. Disponível em: URL: http: //neurotalk.psychcentral.com/showthread.php?t=157694.

156. Albanese, A. e Jankovic, J. (2011) Distinguishing Clinical Features of Hyperkinetic Disorders, em Hyperkinetic Movement Disorders: Differential Diagnosis and Treatment (eds A. Albanese e J. Jankovic), Wiley-Blackwell, Oxford, Reino Unido.

157. Springer Reference [online]. [cited 2013 January 4]. Disponível em: URL: http://www.springerreference.com/docs/html/chapterdbid/44539.html.

158. Misnomers in Medicine [homepage online]. [cited 2012 December 23]; Disponível em: URL: http://medicalmisnomers.blogspot.in/2008/09/achondrogenesis.html.

159. Schwarz P. Focus on Primary Hyperparathyroidism - Diagnosis, Management and the Role of Calcimimetics [apresentação em conferência online]. In: Actas do 11º Congresso Europeu de Endocrinologia sobre o Simpósio Satélite: 'Optimal Management of Primary Hyperparathyroidism: What Is the Latest Evidence?"; abril de

2009; Istambul, Turquia. Endocrinologia Europeia. Disponível em : URL : www.touchendocrinology.com/system/files/.../pdf/satellitesymp.pdf.

160. Bone Diseases [online] . [citado 2013 janeiro 3]; Disponível em : URL : dentistry.umkc.edu/Practicing_Communities/asset/BoneDiseases.pdf.

161. Blickman J, Parker B, Barnes P. Pediatric Radiology: The Requisites, 3rd ed. Philadelphia: Mosby; 2009.

162. Conceitos errados sobre a Síndrome de Down [online]. [citado 2013 janeiro 4]; Disponível em: URL: http://www.dsaco.net/misconceptions.

163. Knowles D. Neoplastic Hematopathology, 2nd ed. Filadélfia: Lippincott Williams Wilkins; 2001.

164. Web MD [homepage online]. [citado 2013 janeiro 23]; Disponível em: URL : http : //www.webmd.com/osteoarthritis/guide/arthritis-inflammation.

165. Pham V. ABNORMALIDADES CONGENITAIS OTOLARINGOLÓGICAS COMUNS: Sinopse visual de síndromes e caraterísticas clássicas [online]. [citado 2013 janeiro 6]; Disponível em: URL: www.utmb.edu/.../congenital-abnormal.../congen-abnom-101122.doc.

166. Arthritis Foundation [homepage online]. [citado 2013 janeiro 6]; Disponível em:URL:http://midatlanticarthritis.wordpress.com/2010/11/18/rheumatoid- arthritis-why-dont-people-get-it.

167. Kim E, Jacobson J. Insuficiência Adrenal na Infância. In: Hospital Physician Board Review Manual [monografia online]. Endocrinologia Pediátrica. Volume 1, Parte 1. Filadélfia : Turner White Communications, Inc.; 2007 [citado em 30 de janeiro de 2013]. Disponível em: URL: www.turner-white.com/pdf/brm_PedEn_V1P1 .pdf.

168. Yoffe M. Secondary Adrenal Failure is a Confusing Misnomer [online]. [cited 2012 May 24]. Disponível em: URL: http://medicalmediareview.com/2012/05/24/secondary-adrenal-failure-is-a-confusing-misnomer/.

169. Speranza VD. Amiloide. In: Preparações Histológicas: Common Problems and Their Solutions [online]. [cited 2013 January 29]. Disponível em: URL: www.cap.org/apps/docs/cap_press/Amyloid.pdf.

170. Anon. Andropause [online]. [cited 2013 January 8]. Disponível em: URL: http: //en.wikipedia.org/wiki/Andropause.

171. Anónimo. Açúcar no sangue [em linha]. [cited 2013 January 10]. Disponível em: URL: http://en.wikipedia.org/wiki/Blood_sugar.

172. Musculoskeletal Pathology [online]. [cited 2013 January 8]. Disponível em: URL: www.fnhk.cz/fs384/musculoskeletalpathology01web.ppt.

173. Síndrome de Fanconi [online]. [cited 2013 January 9]. Disponível em: URL: http: //en.wikipedia.org/wiki/Fanconi_syndrome.

174. Edles A. Sintomas comuns da doença de Gaucher tipo I [online]. [cited 2013 January 10]. Disponível em: URL: http://www.practicalpainmanagement.com/common-type-1-gauchers-disease-symptoms.

175. Ross JR, Hawke WA, Brown A. GARGOYLISM REPORT OF FOUR CASES (Relatório de quatro casos de GARGOYLISM). Archives of Disease in Childhood; 71-80.

176. GeneReviews [Internet]. Pagon RA, Bird TD, Dolan CR, et al., editores. Seattle (WA): Universidade de Washington, Seattle; 1993.

177. Dores nas articulações causadas por níveis elevados de tiroide [online]. [cited 2013 January 7]. Disponível em: URL: http://www.ehow.com/about_5075326_joint-caused-high-thyroid-levels.html.

178. Medical Subject Headings [internet]. Sulfatos de condroitina. Disponível em: URL: http://www.ncbi.nlm.nih.gov/mesh/68002809.

179. Bockris J, Reddy A. Eletroquímica Moderna 2B: Electrodics in Chemistry, Engineering, Volume 2 .

180. Kadish KM, Smith KM, Guliard R, editores. The Porphyrin Handbook, Volumes 11-20. Califórnia: Elsevier Science ; 2003.

181. Belachew T, Jira C, Faris K et al. Acute and Chronic Malnutrition in Children [vle online]. 2005. [cited 2013 January 4]. Disponível em: URL: www.cartercenter.org/.../FinalModuleChronicMalnutrition_in_Children.pdf.

182. Greger R. Introdução à Função Renal, Fluxo Sanguíneo Renal e Formação de Filtrado. In: Greger R, Windhorst U, editores. Comprehensive Human Physiology, Vol.2. Berlim: Springer-Verlag Berlin Heidelberg; 1996.

183. Anónimo. O que é a vitamina D? Dr. Soram Medicina Iluminada [homepage online]. [cited 2013 January 8]. Disponível em: URL: http://www.drsoram.com/what-is-vitamin-d.

184. Shrimpton R. Zinc Deficiency - Is It Widespread but UnderRecognized? [online]. [citado em 10 de janeiro]. Disponível em: URL: http://www.unsystem.org/scn/archives/scnnews09/ch5.htm.

185. Crescimento normal e anormal e desenvolvimento puberal. In: Fritz MA, Speroff L. Clinical Gynecologic Endocrinology and Infertility.

186. Majno G, Joris I, editores. Cells, Tissues, and Disease: Principles of General Pathology, 2nd ed. Nova Iorque: Oxford University Press; 2004.

187. Friedlander E. Células brancas. [online]. [cited 2012 December 15]. Disponível em : URL : http://www.pathguy.com/lectures/spleen.htm.

188. Sternbach M. Aplastic Anemia one of the states of bone marrow failure [online]. [cited 2012 December 19]. Disponível em: URL: http://ebookbrowse.com/aplastic-anemia-one-of-the-states-of-bone-marrow- failure-pdf-d77923752.

189. Burns L. As Anemias Primárias [online]. Studies in the Osteopathic Sciences Cells of the Blood 1911; 4. Disponível em: URL: http://www.mcmillinmedia.com/eamt/files/burns4/bur4ch07.html.

190. Lagua R T, Claudio V. editores. Dicionário de Referência em Nutrição e Dietoterapia, 4th ed. New York: Chapman & Hall; 1996.

191. Shils M. Modern Nutrition in Health & Disease, 10th ed. [n.p.] Lippincott Williams Wilkins [n.d.]. [n.p.] Lippincott Williams Wilkins [n.d.].

192. Freedman A, Aster J, Dearden C. Clinical manifestations, pathologic features, and diagnosis of B cell prolymphocytic leukemia [online].[cited 2012 August 8]; Disponível em: URL: http://www.uptodate.com/contents/clinical- manifestations-pathologic-features-and-diagnosis-of-b-cell-prolymphocytic- leukemia.

193. Wood M, Philips G. Segredos da Hematologia/Oncologia. 3rd ed. Philadelphia: Hanley & Belfus; 2003.

194. Repas T. Sprue Celíaco: Revisão de uma Doença Multissistémica [online]. [cited 2012 December 23]. Disponível em: URL: http://www.acponline.org/about_acp/chapters/ak/meet10/repas.pdf.

195. Toman B. Mayo Clinic, Celiac Disease on the Rise [online]. [cited 2010 July]; Disponível em: URL : http://discoverysedge.mayo.edu/celiac- disease/index .cfm.

196. Goebel S. Celiac Sprue [online]. [cited 2012 May 20]. Disponível em: URL: http: //emedicine.medscape.com/article/171805-overview#a0199.

197. HUANG K, BETTS R. Free Medical Textbook [online] [cited 2012 January 12] .Availablefrom:URL:http://medtextfree.wordpres s .com/2012/01/12/chapter -90-mononucleosis-syndromes.

198. Hadley E, Soothill P. Alloimmune Disorders of Pregnancy Anaemia, Thrombocytopenia and Neutropenia in the Fetus and Newborn. Cambridge University Press; 2001.

199. Anónimo. The Thalassaemia Syndromes. Ann Intern Med. 1973;78(1):163.

200. Woodruff K. Thalassemia. In: Case Based Pediatrics For Medical Students and Residents, Department of Pediatrics, University of Hawaii John A. Burns School of Medicine. [n.p.] 2002.

201. Kurzrock R. Factores de crescimento hematopoiéticos. In: Bast RC Jr, Kufe DW, Pollock RE, et al.,editores .Holland-Frei Cancer Medicine, 5th ed. Hamilton (ON): BC Decker ; 2000.

202. Goodship T, Maroni B. Renal Medicine. [n.p.] Manson Publishing Ltd.; 2007.

203. Caderno C do Bebé com Icterícia [online]. [cited 2012 December 14]. Disponível em:URL:http://jeeves.mmg.uci.edu/immunology/POPS/JaundicedBaby/JaundicedBabyC.pdf.

204. Infecções Hematológicas [online]. [cited 2012 Decmber 23]. Disponível em: URL: http://web2.airmail.net/uthman/pdf_documents/heme_infections.pdf.

205. Wisegeek [homepage online]. [cited 2012 December 21]. Disponível em: URL: http://www.wisegeek.com/what-is-the-kissing-disease.htm.

206. Carcinomatose Leptomeníngea [online]. [cited 2012 December 4]. Disponível em: URL: http://emedicine.medscape.com/article/1156338- overview.

207. Wisegeek [homepage online]. [cited 2012 December 21]. Disponível em: URL: http://www.wisegeek.com/what-are-the-myelodysplastic-syndromes-mds.htm.

208. Allen H. Dermatology Terminology (Terminologia Dermatológica). Londres: Springer; 2010.

209. Ansell S, editor. Rare Haematological Malignancies. Springer; 2008.

210. Guia Saint S. Saint-Frances: Clinical Clerkship in Inpatient Medicine, 2nd ed. Philadelphia: Lippincott Williams Wilkins; 2010.

211. Weaver DE. Heart Failure: Diagnosis and Treatment [online]. Disponível em:URL:http://www.capefearheartassociates.com/Portals/0/articles/HeartFailureDiagnosisTreatment.pdf.

212. Heusch G. Diastolic heart failure: a misnomer [editorial]. Basic Res Cardiol 2009; 104:465-467.

213. Satin M. Is salt-sensitivity a misnomer? [online]. [cited 2013 March 18]. Disponível em: URL: http://www.saltinstitute.org/News-events- media/Salt-Sensibility/Health/Is-salt-sensitivity-a-misnomer.

214. Hepatite Vertebral Aguda. In: Koff RS. Hepatitis Essentials. Minessota: Jones & Bartlett Learning ; 2012.

215. Dancygier H, Rogart JN. Exame físico. In: Dancygier H . Hepatologia Clínica: Princípios e Prática das Doenças Hepatobiliares. v. 1. Verlag Berlin Heidelberg : Springer; 2010.

216. IMVS Pathology [homepage online]. [citado 2013 março 12]. Disponível em:URL:http://www.imvs.sa.gov.au/wps/wcm/connect/sa+pathology+internet+content/imvs/for+clinicians/diagnostic+assistance/followup+of+elevated+liver+enzymes.

217. Obesidade e distúrbios alimentares. In: Sardesai V. Introduction to Clinical Nutrition , 3rd ed. Florida : Taylor & Francis Group LLC; 2012.

218. Cassell DK, Gleaves DH. The Encyclopedia of Obesity and Eating Disorders, 3rd ed. Nova Iorque: Library of Congress Cataloging -in-Publication Data ; 2006.

219. Dennett C. Diabulimia: um duplo desastre [online]. [cited 2013 March 3]. Disponível em: URL: http://www.nutritionbycarrie.com/2013/03/diabulimia-diabetes-eating- disorder.html.

220. Icterícia neonatal - Fisiologia e Clínica [online]. [cited 2013 March 23]. Disponível em: URL: http://www.nrdaddy.com/lectures/j aun/phys .htm.

221. Web MD [homepage online]. [cited 2013 March 23]. Disponível em: URL: http://answers.webmd.com/answers/1174130/what-is-primary-biliary-cirrhosis-pbc.

222. Factos e Falácias sobre as Doenças Digestivas [online]. [citado em 12 de março de 2013]. Disponível em: URL: http://www.healingwell.com/library/ibd/info6.asp.

223. Gastroenterologia. In: Shah T. Medicine Casebook. Philadelphia: Lippincott Williams & Wilkins; 2009.

224. Doheny K. The Truth About Stomach Flu [online]. [cited 2013 March 23]. Disponível em: URL: http://www.webmd.com/parenting/features/the- truth-about-stomach-flu.

225. Azia e mais além. In: Monroe J. Coping With Ulcers, Heartburn, and Stress-related Stomach Disorders. Nova Iorque: The Rosen Publishing Group Inc.; 2000.

226. Partilhar cuidados [online]. [cited 2013 March 23].Disponível em: URL:

http://www.sharecare.com/question/what-is-renal-failure-diet.

227. Greger R. Introdução à Função Renal, Fluxo Sanguíneo Renal e Formação de Filtrado. In: Greger R, Windhorst U, editores. Comprehensive Human Physiology, Vol.2. Springer:Verlag Berlin Heidelberg;1996.

228. Betts RF. Upper Respiratory Tract Infections (Infecções do trato respiratório superior). In: Betts RF, Chapman SW, Penn RL, editores. Reese and Betts' A Practical Approach to Infectious Diseases, 5th ed. Philadelphia: Lippincott Williams & Wilkins; 2003.

229. Delgado JM. The Pneumonia Shot [online].[cited 2013 March 26]. Disponível em: URL: http://delgadomd.com/pneumonia-shot/.

230. Bassi GL, Saucedo LM, Torres A. Pneumonia Associada à Ventilação. In: Springer Reference [online].[cited 2013 March 12]. Disponível em: URL: http://www.springerreference.com/docs/html/chapterdbid/337803.html.

231. Rinite alérgica [online]. [cited 2013 March 26]. Disponível em: URL: http://iuhealth.org/riley/allergy-clinical-immunology/allergic-rhinitis/.

232. Mitos e equívocos comuns sobre as alergias [online]. [cited 2013 March 26]. Disponível em: URL: http://www.treatallergies.com/dyn/329/Common-Myths-and-Misconceptions- About-Allergies.html.

233. Dimov AV. Rinite alérgica: Brief Review [online]. [cited 2013 March 26]. Disponível em: URL: http://allergycases.blogspot.in/2005/02/short- review-seasonal-allergic-rhinitis.html.

234. Paediatric Radiology for Medical Students [apresentação online]. [cited 2013 March 25]. Disponível em: URL: http://www.medicine.virginia.edu/clinical/departments/radiology/education/for-medical-students/archive_educ-med-students/Case-Studies-Archive/Pediatric_Radiology.pps.

235. Iliades C. COPD Myths & Truths [online]. [cited 2013 March 26]. Disponível em: URL: http://www.everydayhealth.com/health-report/chronic- obstructive-pulmonary-

disease/copd-myths-and-truths.aspx.

236. Joel B. Amígdalas curadas naturalmente [online]. [citado 2013 março 25]. Disponível em: URL: https://www.healthtap.com/#topics/tonsils-cure-natural.

237. Eldridge L. Top 10 Lung Cancer Myths : Common Misconceptions About Lung Cancer [online]. [cited 2013 March 23]. Disponível em: URL: http://lungcancer.about.com/od/whatislungcancer/tp/lungcancermyths.htm

238. Expert Consult [online]. [cited 2013 January 18]. Available from: URL: http://www.expertconsultbook.com/expertconsult/ob/book.do?method=display &type=bookPage&decorator=none&eid=4-u1.0-B978-0-323-06658-7..00011- 7--s0025&isbn=978-0-323-06658-7.

239. Goodless D. Impetigo Herpetiforme - Psoríase Pustulosa da Gravidez. About.com [online]. [cited 2013 February 3]. Disponível em: URL: http://psoriasis.about.com/od/glossary/g/impetigoh.htm.

240. Misnomers in Medicine [em linha]. [cited 2013 February 19]. Disponível em: URL:http://medicalmisnomers.blogspot.in/2008/09/neonatal-lupus-erythematosus-nle.html.

241. Wikipédia [em linha]. [cited 2013 February 19]. Disponível em: URL: http://en.wikipedia.org/wiki/Systemic_lupus_erythematosus.

242. Psoríase.The TCM Clinic [homepage online]. [cited 2013 January 22]. Disponível em: URL: http://www.thetcmclinic.com/psoriasis.php.

243. Base de dados sobre doenças dermatológicas [em linha]. [cited 2013 February 20]. Disponível em:http://www.aocd.org/skin/dermatologic_diseases/lymphangioma_circumscriptum.html.

244. Eastern J. Dermatologic Manifestations of Herpes Simplex Clinical Presentation [online].[cited 2012 November 23]. Disponível em: URL: http://emedicine.medscape.com/article/1132351-clinical.

245. International Pemphigus & Pemphigoid Foundation [homepage online]. [cited 2012 November 3]. Disponível em: URL:

http://www.pemphigus.org/research/clinically-speaking/pemphigoid.

246. Trindade F, Kutzner H, Tellechea O, Requena L, Colmenero I. Hemangioma de Hobnail reclassificado como malformação linfática superficial: um estudo de 52 casos. J Am Acad Dermatol. 2012; 66(1):112-5.

247. Leao JC, Gomes VB, Porter S. Lesões ulcerativas da boca: uma atualização para o médico de clínica geral. Clinics 2007; 62(6).

248. Cunningham S, Quinn F, Ryan M. Ulcerative Lesions of the Oral Cavity [online]. [cited 2012 November 4]. Disponível em: URL: http://www.utmb.edu/otoref/grnds/Ulcer-oral-021016/Ulcer-oral-021016.htm.

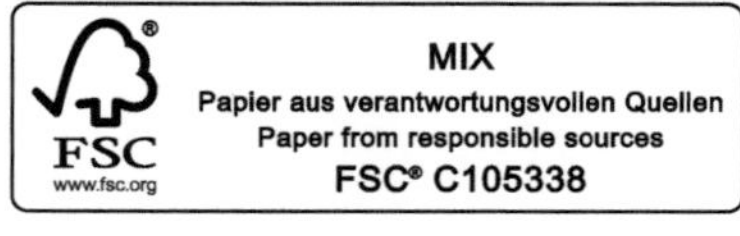

Printed by Books on Demand GmbH, Norderstedt / Germany